老祖宗传给我们的养生智慧

王朱莹 良 石 李桂英 ◎ 编著

"养生三七,高寿九十。"民谚中蕴涵着博大精深的养生智慧

河北科学技术出版社
·石家庄·

图书在版编目（CIP）数据

老祖宗传给我们的养生智慧/王朱莹, 良石, 李桂英编著. — 石家庄：河北科学技术出版社, 2011.1（2024.11重印）
 ISBN 978-7-5375-4369-9

Ⅰ．①老…Ⅱ．①王…②良…③李…Ⅲ．①养生（中医）—基本知识Ⅳ．①R212

中国版本图书馆 CIP 数据核字（2011）第010914号

老祖宗传给我们的养生智慧
LAOZUZONG CHUAN GEI WOMEN DE YANGSHENG ZHIHUI

王朱莹　良　石　李桂英　编著

责任编辑	王文静
责任校对	李嘉腾
美术编辑	张　帆
出　　版	河北科学技术出版社
地　　址	石家庄市友谊北大街330号（邮编:050061）
印　　刷	三河市富华印刷包装有限公司
开　　本	710×1000　1/16
印　　张	15.25
字　　数	290千字
版　　次	2011年1月第1版
印　　次	2024年11月第2次印刷
书　　号	ISBN 978-7-5375-4369-9
定　　价	59.80元

阅者保康，少忧无疾

为医近三十载，每日清晨，面对不辞辛苦远道而来黑压压的一溜排着长队等候就医的患者，知道又是一个忙碌而疲劳的日子。繁忙的诊疗工作，使我这个已常年养成读书习惯的人越来越难以抽出时间享受在字里行间、书斋文典中徜徉的乐趣了，多半是偶拾珠贝，临时抱佛脚，遇到问题，急查书籍，大块儿的看书时间实在是一种奢侈。多年熟悉的出版社编辑朋友请我帮着策划主审一下这部书稿，难辞之下只好"奉命行事"。稿件初成，审阅之时，掩卷之后，难以释怀，感触由生，按捺不住，欣然命笔，叙之为快！

想想每天带着痛苦之色来门诊找我看病的患者，他们常人之躯，究竟何以患病？为何而病？而有些人又为何很少生病？为何有些人常年服药，还是疾病不断？作为医务工作者，我们想得最多的也许是如何治好病，多治病，很少真正去探究老祖宗说的那句"上医治未病"的深刻内涵。其实患者把健康交给我们医者，从某种意义上讲，本身就是一种错位。真正的健康，真正的医生，真正的良方妙法，还是需要靠自己。现今多种疾病频袭，不健康的人越来越多，每天医院人满为患，究其原因，主要是目前很多人的生活方式打乱了正常的生活规律，昼夜颠倒，阴阳不分，夜里比白天还忙。饮食紊乱，该吃不吃，该喝不喝，间或暴食暴饮，无所节制，身体岂能受之！早上锻炼的人多半是年过六旬的离退休老人，大多已是不太健康之人，而相对健康正需锻炼的人都在睡觉。这种状况，岂能对健康有益！不少专家早有总结：一个人的健康三分在于先天的遗传，七分在于后天的生活习惯。这就告诉我们，后天保健、保养是何等重要！

　　中医文化非常重视养生长寿之道，由此流传下来很多经典且独特的养生方面的俗语、谚语。如果你能静下心来，深刻体会一下老祖宗传给我们的养生智慧，按照这些方法坚持下去，养成习惯，相信你会很少去医院。此话很实在，不信你就试一试，试了你可能不需要再来找我诊疗，不试你还有可能再需要找我诊治。我寄希望于大家静下心来，试阅此书，或许对你的健康有所裨益。如此说来，在你仔细读过本书之后，我们这些医生也就不会如前忙碌、劳累了。

　　看看老祖宗的智慧，如下有说：

　　一、若要长生，肠胃常清

　　二、吃米带点糠，常年保健康

　　三、暴食暴饮要生病，定时定量保安宁

　　四、早餐如皇帝，中餐似平民，晚餐像乞丐

　　五、饭前喝汤，苗条健康

　　六、一日吃三枣，六十不显老

　　七、清晨一杯水，生津润脾胃

　　即便记住一条，也将受益！

中国中医科学院针灸医院

前 言

悠久的中国文化非常重视养生长寿之道，由此流传下来很多有关养生与健康的谚语、俗语，这些朗朗上口的语句蕴涵着深奥的养生哲理，是老祖宗留给我们的宝贵财富。今天通过解读这些谚语、俗语，我们可以把养生归纳为四个要点。

健康在"心"中。老祖宗认为"心不老，人难老""忧愁身上缠，多病寿命短""大怒生百病，心病还需心药医"，心是养生的根本，若无良好心态，任何滋补都枉然。

健康在"口"中。老祖宗告诉我们口是养生的基础。首先"病从口入"，通过"食物缺了钙，骨松牙齿坏""吞云吐雾乐悠悠，病魔临头泪自流"等俗语，告诫我们防病先防口；同时"病从口入"，通过"吃米带点糠，常年保健康""一天一苹果，医生远离我""若要治失眠，煮粥加白莲""春食甘，病不沾"，让我们知道如何把吃出来的病吃回去。

健康在"手"中。"温水刷牙，牙齿喜欢""日梳百遍，祛病延年"，老祖宗主张静以修身，动以养生，养生就在日常起居的点滴之中。

健康在"脚"下。"仙丹妙药灵芝草，不如天天练长跑""常在树林转，润肺身体健"，这一切都有赖于我们双脚的配合。而"寒从脚下起，火自头上生"，我们的脚对应着五脏六腑的分区，这是养生不可忽视的地方，所以"好生爱护脚，健康不难找"。

老祖宗的养生经验绝非空穴来风，都有着深刻的中医学依据，其中许多理论还得到西医学的论证。如老祖宗说"心不老，人难老"，其中医论据为《黄帝内经》所提倡的"人有五脏化五气，以生喜怒悲忧恐""悲哀忧愁则心动，心动则五脏六腑摇"；西医同样认为心老会导致人老，"悲伤哀愁等不良情绪会引起心跳加快、血压上升等各种症状，长此以往，将降低人体免疫力，导致内脏功能失调，加速器官老化，诱发更多的疾病。"可见老祖宗的养生经验是经过实践和理论验证过的养生金典。

本书共分十章，收录了100余条有关养生保健的俗语、谚语，从修身养性、食补药膳、生活起居、四季养生、防病治病及运动健身等方面，结合中西医的养生理论，深入浅出地阐述养生谚语的含义、医学引据，以及其中的养生道理和养生方法，每条谚语都配有具体生动的养生实例，最后通过介绍名人养生经验让读者进一步体味老祖宗的养生智慧。本书内容贴近生活，语言简练精辟，方法简便实用，是一本通俗易懂的健康宝典。

目 录

第一章　从"心"开始，千"谚"万语话养生

一、心不老，人难老 …………………………………… 002

二、开口便笑，笑今笑古，凡事付之一笑 ……………… 004

三、忧愁身上缠，多病寿命短 …………………………… 006

四、乾坤容我静，名利任人忙 …………………………… 009

五、大怒生百病，心病还须心药医 ……………………… 012

六、看一个医生不如交一个朋友 ………………………… 014

七、丈夫有泪尽情弹，英雄流血也流泪 ………………… 017

八、修饰打扮老来俏，神采奕奕春常留 ………………… 019

九、人到暮年志不休，壮心不已精神抖 ………………… 021

十、夫妻之间要和睦，爱心相伴共携手 ………………… 024

第二章　"食"为民天，药补不如食补

一、若要长生，肠胃常清 ………………………………… 028

二、吃米带点糠，常年保健康 …………………………… 030

三、暴食暴饮要生病，定时定量保安宁 …………………… 033

四、早餐如皇帝，午餐似平民，晚餐像乞丐 …………………… 035

五、饭前喝汤，苗条健康 …………………… 038

六、清晨一杯水，生津润脾胃 …………………… 040

七、多吃果蔬少吃肉，多喝绿茶多吃豆 …………………… 043

八、食物缺了钙，骨松牙齿坏 …………………… 045

九、莫吃空心茶，少食中夜饭 …………………… 048

十、一天一口酒，能活九十九 …………………… 050

第三章 药膳偏方，不求医来不求仙

一、吃好葱姜蒜，病痛少一半 …………………… 054

二、天天吃醋，年年无灾 …………………… 056

三、要想人长寿，天天吃黄豆 …………………… 059

四、菠菜豆腐虽贱，山珍海味不换 …………………… 061

五、白菜吃半年，医生享清闲 …………………… 064

六、多吃山药蛋，越长越好看 …………………… 067

七、一日吃三枣，六十不显老 …………………… 069

八、桃养人，杏伤人，李子树下埋死人 …………………… 073

九、一天一苹果，医生远离我 …………………… 075

十、抗癌蛋白最优秀，吃肉不如吃黄豆 …………………… 078

十一、甘蔗甜又甜，清热又消炎 …………………… 080

第四章 应时而动,四季养生总相宜

- 一、春天孩儿脸,一天变三变 ········· 084
- 二、春食甘,病不沾 ········· 086
- 三、正月茵陈二月蒿,三月割了当柴烧 ········· 089
- 四、三伏不离绿豆汤,头顶火盆身无恙 ········· 091
- 五、热天吃六瓜,药物不用抓 ········· 093
- 六、春捂秋冻,少生杂病 ········· 096
- 七、秋燥宜平补,多吃芝麻胡桃粥 ········· 098
- 八、冬天常喝羊肉汤,不找医生开药方 ········· 101

第五章 治病疗疾,来问民间赤脚医

- 一、是药三分毒,无虚不可补 ········· 105
- 二、患了糖尿病,切莫心惊恐 ········· 107
- 三、十人九痔,防不胜防 ········· 109
- 四、若要治失眠,煮粥加白莲 ········· 111
- 五、贫血气不足,多食桂圆肉 ········· 113
- 六、耳朵不聪,酒(红葡萄酒)泡洋葱 ········· 116
- 七、女有月经,不畅不好 ········· 118
- 八、鱼虾营养全,降脂软血管 ········· 121
- 九、马齿苋是个宝,痢疾不用尝百草 ········· 123

十、白痰轻、绿痰重，吐了黄痰要了命 …… 126

十一、肺病少吃苦，肾病少吃甜，肝病少吃辣，
　　　心病少吃咸，脾病少吃酸，胃病少吃干 …… 128

第六章　起居有常，长寿就在俯仰间

一、仙丹妙药灵芝草，不如天天练长跑 …… 132

二、若要人不老，先防脑衰老 …… 134

三、花竹幽窗午梦长，此身与世且相忘 …… 137

四、清晨叩齿三十多，到老牙齿不会脱 …… 139

五、坐如钟，立如松，卧如弓，走如风 …… 142

六、寒从脚下起，火自头上生 …… 144

七、太阳是个宝，长晒身体好 …… 147

八、懒生虱子脏生疮，不讲卫生要遭殃 …… 149

九、温水刷牙，牙齿喜欢 …… 152

十、日梳百遍，祛病延年 …… 154

十一、常在树林转，润肺身体健 …… 156

第七章　对症下药，五脏六腑没烦恼

一、不怕舌上脏，就怕舌上光 …… 160

二、酒喝多了伤心肺，盐吃多了伤脾胃 …… 162

三、要想心脏好，快走和慢跑……………………165

四、人之肾气通于耳，扯拉搓揉健身体……………167

五、吃血补血，吃肾补肾……………………………169

六、怒伤肝喜伤心，悲忧惊恐伤命根………………171

七、肾虚尿频，要吃花粉……………………………174

八、胃气壮，五脏六腑皆壮…………………………176

九、胃酸过多，多吃水果……………………………178

十、琴医心、花医肝、香医脾、石医肾、泉医肺、剑医胆………181

第八章　为所当为，起居避忌要记牢

一、汗水没干，冷水莫沾……………………………185

二、食不言，寝不语…………………………………187

三、贪吃贪睡，添病减岁……………………………189

四、吃饱就睡觉，犹如吃毒药………………………191

五、冬不蒙头，夏不露腹……………………………193

六、一夜不睡，十日不安……………………………196

七、若要脸清秀，莫挤青春痘………………………198

八、人可三日无餐，不可一日无水…………………200

九、吃盐莫过咸，吃糖只求甜………………………203

十、宁吃顿顿稀，不让一顿饥………………………205

十一、吞云吐雾乐悠悠，病魔临头泪自流…………208

十二、饥梳头，饱洗澡………………………………210

第九章　妙联趣对，巧解长寿其中味

一、不问八九，常想一二 ………………………………………………214

二、养生三三，高寿九九 ………………………………………………216

三、常吃红黄绿白黑，记住一二三四五 ………………………………218

四、天有三宝日月星，人有三宝精气神 ………………………………220

五、七分饱，三分寒，保健养生是关键；
　　食太饱，衣太暖，不生疾病命也短 ………………………………223

六、得书长悦其人多寿，拥笔善娱此士延年 …………………………225

七、夜饱损一日之寿，夜醉损一月之寿 ………………………………227

八、生命诚可贵，健康价更高；欲想老年福，运动是个宝 …………230

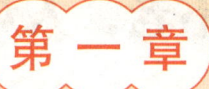

第一章

从"心"开始，
千"谚"万语话养生

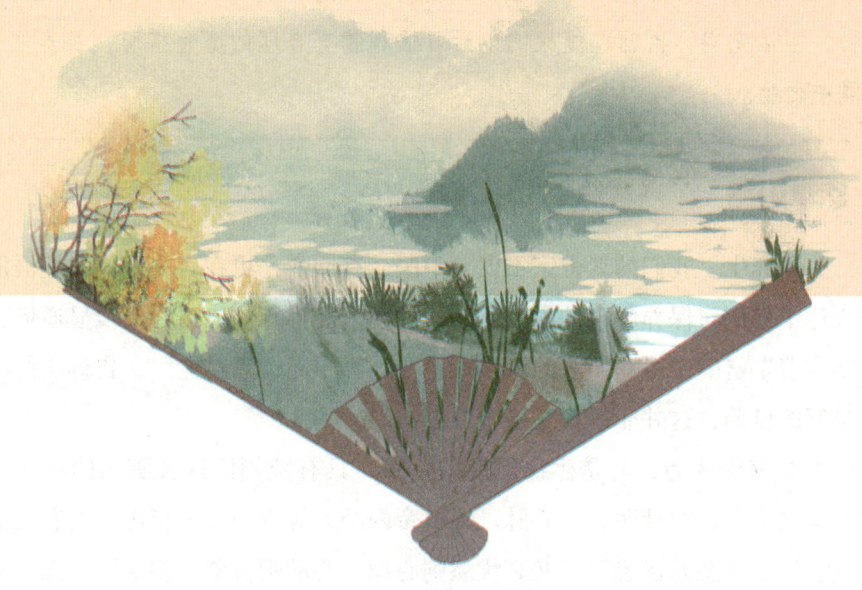

"春有百花，秋有月，夏有凉风，冬有雪。若无闲事挂心头，便是人间好时节。"好的心情会让人积极向上、精神奕奕，身体也会随之好起来。常言道"忧愁身上缠，多病寿命短""大怒生百病"。人无豁达之心情，必无健康之身体。一个人只有时时保持心平气和，才能延年益寿。人生一世，草木一秋怎样舒展情绪，与健康相伴呢？让我们来看看老祖宗传下来的养生智慧是怎么阐述的吧。

一

心不老，人难老

谚语解读

有句耳熟能详的广告语"十八岁的人八十岁的心，八十岁的人十八岁的心"，浅显易懂地揭示了养生的真谛——心态决定一切。

俗语云"情急生百病，情舒百病除""心乐为良药，神伤致骨枯"，只要天天笑口常开，乐观以蓄精，淡泊以明志，娱情以养神，保证心情舒畅，生活充实，再辅以健康的生活习惯和营养合理的膳食搭配，长寿便是囊中之物。

医学引据

关于养生，我们的老祖宗不仅有中医，有饮膳，更在言简意赅的俚语俗谚中表达了他们对保养健康的深刻体会，这些流传千年的谚语看似浅显通俗，其实暗含着丰富的中医和西医的科学理论。"心不老，人难老"，告诉我们心态是最好的良药，这并非信口之谈。

中医理论认为，心是生命活动的主宰，具有统领协调各脏腑的功能，是"君主之官"，主神明，主心脉。《黄帝内经》等中医经典指出"人有五脏化五气，以生喜怒悲忧恐""悲哀忧愁则心动，心动则五脏六腑摇"。人一旦产生了悲哀、忧愁等情绪，就会引起心跳加速等反应，给心脏造成负担，中医上称之为"心劳"，从而牵连其他脏腑，导致血气运行不畅。久而久之，还易发展成病理性疾病，这就是《黄帝内经·素问》所说的"百病生于气"的病理所在。

西方医学理论与中医理论殊途同归，它认为，悲伤、哀愁等不良情绪会引起心跳加快、血压上升等各种症状，长此以往，将降低人体免疫力，导致内脏功能失调，加速器官老化，诱发更多的疾病。因此，养生就要注重修身养性，豁达心胸，淡泊名利。

养生实例

如皋人的长寿经

江苏省东部的如皋市是我国著名的长寿之乡,那里的百岁老人约有152人,90岁以上者5000多人,80岁以上者更是达到5万人之多。相关调查研究发现,如皋之所以长寿者如此之多,除了气候宜人、自然环境舒适、饮食健康等因素之外,最重要的一点是人人心态平和,淡泊名利,彼此表现出一种与人为善的人文关怀。邻里之间,关系非常和睦,人人都以助人为乐,一家有事,八方支援;而且都以口角之争、利益之争为耻,他们从不为琐事烦恼,心胸宽阔,自然长寿。

养生启示

在现代物质化社会,是否拥有名利似乎成为衡量成功与否唯一标准。人们匆匆穿梭于欲望的都市之中,举手投足彰显了对利益的追逐,字里行间透着对金钱的渴望。现实的残酷却常常将美梦狠狠地撕碎,面对现实的沉重负担,必然使人心绪变得糟糕。怎么办?

刘禹锡《陋室铭》有云:"山不在高,有仙则名;水不在深,有龙则灵,斯是陋室,唯吾德馨。"一切都是心态问题,只要摆正心态,每一天都开心快乐,生活就充满了光明。那么,如何摆正心态呢?

(一)定位幸福,拒绝虚荣

爱虚荣是人性与生俱来的缺点。在我们的生活中总会遇到各种令人难堪的攀比和势利,小小的虚荣可以让人不甘人后,但虚荣心膨胀却能扭曲人格。

俗话说"人比人,气死人",山外总有山,人外总有人,每个人对幸福的理解各不相同,一个冰棍可以让孩子开怀大笑,一堆黄金却难令贪官悬崖勒马。

我们不倡导绝对的淡泊名利,因为如果没有物质基础,生命只剩下为生存奋斗,那于养生就有百害而无一利了,但我们提倡"定位幸福"。

只要清楚自己想要的幸福是什么,并积蓄力量,为之不懈努力,不必理睬旁人如何的冷嘲热讽,不必理会周围世俗的攀比炫耀,也不必担忧一时的挫折会阻断前程，更不必为未来的不确定而茫然。

（二）娱情养性，充实自我

"哥抽的不是烟，抽的是寂寞"，这句网络流行语揭示了现代人的心理空虚。人一旦心灵荒芜，则必然身心委靡。正如《陋室铭》中所说"可以调素琴、阅金经"，闲暇之余要培养各种兴趣和爱好，可以弹弹琴、跳跳舞，不必成为乐圣和舞后，只为愉悦心境，充实自我。

（三）笑口常开，及时解压

人非圣贤，孰能无怨？人是群体动物，有交往便会有矛盾，有矛盾一味地忍让避退不仅无助于矛盾的解决，也不利于心态的平和，要注重得体得理地解决问题。"心里痛快百病消"，一旦心里压抑积郁，一定要及时排解郁闷，但是要通过正确的非暴力方式发泄。

二

开口便笑，笑今笑古，凡事付之一笑

谚语解读

俗话说："笑一笑，十年少，愁一愁，白了头""笑能益智又增寿"，从言简意赅的字里行间，我们对笑的养生意义有了最深刻的理解。

自古以来，凡健康长寿者除了饮食起居有度之外，还都拥有轻松愉快的心境，笑能解忧驱愁。所谓"一笑之后百病除"，失去了笑，人类或许就丧失了最基本的快乐元素，还可能失去生活的动力和人生的意义。

医学引据

自古关于"笑"的谚语就层出不穷，"开口便笑，笑今笑古，凡事付之一笑"是一种由内自外而发的精神态度。

中医经典指出：人的五脏六腑主宰着人的心气，反过来，心气也会影响肺腑的功能乃至全身的健康。这个心气就是指人的心情、情绪的状态。无数案例证明喜悦的心情素养是祛除百病的一剂良药，爱笑之人往往精神矍铄，面色红润，少患疾病。

西方医学认为笑是与心情息息相关的生理反应，它是一种通过神经传导引起反射的表情和活动。当人发笑时，大脑皮质能释放出一种化学物质，让人心旷神怡，随之会引起肌肉的运动，一收缩一放松，使人体得到充分的吸氧和缓冲，从而得到很好的按摩，这就是人在笑的时候感到愉悦的原因。此外，笑不仅带动脸部的运动，还能使腹肌产生牵引，能有效按摩内脏，催生胃液，辅助消化，从而加强食欲，提高免疫能力，使人延年益寿。

养生实例

"充分笑"能益寿延年

美国《心理学》期刊公布了一项研究结果："充分笑"的人寿命更长。"研究人员对230幅照片上的人物的微笑进行了分类，根据动作幅度大小，分为"不笑""部分笑"和"充分笑"等类别，同时结合人物的出生年月、婚姻状况、身体素质等信息进行研究。结果发现："不笑"的人平均寿命为72.9岁；"部分笑"的人平均寿命为75岁；而"充分笑"的人平均寿命最高，为79.9岁。这说明了情绪和心理健康对寿命有直接影响。

养生启示

在现代社会，人们所承受的生存压力越来越大。早出晚归的劳累、工作事业的繁重、失业风险的降临、复杂微妙的人际关系等都会导致精神紧张、情绪焦虑、心情抑郁、思维紊乱、脾气暴躁，甚至悲观苦闷。曾经洋溢在脸上纯真的笑容荡然无存，更多的是换成伪装的职业化"笑脸"，因此人们脸部肌肉变得僵硬而麻木，越没有笑容，就越会给心理造成暗示"我是不快乐的"，这样就真的不会快乐了，久而久之，忧郁成疾。

可见一张笑脸对于每个人来说是多么重要，不论人生再怎么艰辛，学会"开口便笑，笑今笑古，凡事付之一笑"是一种健康的态度，也是一种崇高的智慧。那么，该如何培养笑这种能力呢？

（一）学会发现乐趣

虽然"生活是一杯酒，苦辣酸甜样样有之"，可是令人发笑的笑点还是无处不在的。我们要学会发现快乐，平时可以注意搜集整理引人发笑的笑话、幽默等；只要有时间，尽可能去欣赏喜剧、相声之类令人愉快的艺术；并经常琢磨练习笑的艺术，在给别人带来欢乐的同时，满足自己的快乐需求。

（二）换成乐观的思维方式

平日生活中谁都会遇到一些烦心的问题，要懂得换位思考，从乐观的角度看待烦恼，从他人的角度思考问题，学会宽容。遇到不如意的事，要学会自嘲，轻松调侃一番，多引申出它积极的一面，世界可以更美好。

（三）娱乐是激发笑的源泉

谈到娱乐，许多人观念中不过是唱卡拉OK、打牌、豪饮爽食。这些娱乐往往不能真正释放郁结、令人快乐，还可能因为通宵娱乐吞噬健康。我们不妨效法古人怡神养性的居家之道，培养一些可发笑的兴趣，调和心绪，理顺思维，过简单开心的生活。静坐、阅读、郊游、踏青、品茗、清谈、小酌、种花植树、听琴、焚香、弈棋等都是不错的选择。

三

忧愁身上缠，多病寿命短

谚语解读

俗话说"多愁多病，越愁越病""心里痛快百病消"。这两条谚语从正反两面说明了悲观忧愁对人体健康的危害。类似的谚语还有"天阴黑得早，人愁老得快""食多伤胃，忧多伤身""气恼成病，欢乐长命""遇事不恼，长生不老"等，这些俗语都在告诉我们乐观健康的心态能极大地促进身心健康，而悲观忧愁能扰乱人体正常的功能，让人百病缠身，难得长寿。

医学引据

忧愁苦闷会损害人们健康这并不是经验之谈，而是有着科学的医学依据。

《黄帝内经》中说"人有五脏化五气，以生喜、怒、思、忧、恐"，人体五脏的功能和健康相应地受到这五种情绪变化的影响。在大部分情况下，人有喜、怒、忧、思、恐是正常的，但若反应过激，持续时间过长，就会影响五脏功能的正常运作，长期下去就可能引发各种病变。

其中肺是重要的呼吸器官，与忧愁的关系最为密切。人若经常闷闷不乐，首先受到影响的便是肺脏，忧愁悲泣过多会令人声音嘶哑、呼吸急促，甚至引发呼吸道疾病。

而且，肺主皮毛，肺的健康情况与皮肤的状况可以互相参照。忧愁使人皮肤暗淡，面部皱纹增多，长期情绪抑郁，还可能导致荨麻疹、斑秃、牛皮癣等各种皮肤疾病。

此外，忧愁还会影响到人的视力，因为眼睛的视觉，依赖于气血的充养。肺气受损，眼睛得不到足够的滋润，便会视物不清，严重的甚至失明。

除了肺气受损，忧愁还能导致胃气下降，心火大盛，表现为吃饭不香，睡眠不好，加速人的衰老。总之，忧愁是把钝刀，不知不觉把你的健康毁掉。

养生实例

叶天士巧治忧愁病

叶天士是清代名医，一次他遇到一个病人，双目红肿，病人愁得茶饭不思，叶天士为他号脉后说："你的眼睛不要紧，很快就能好起来，但恐怕脚心会生恶疮，每天揉搓300下，才能预防。"病人听后就照叶所说的去做。七天之后，叶再次遇到这个病人，病人惊喜地告诉他，自己的眼睛好了，脚也没生恶疮。叶听罢哈哈一笑："你的脚本来没病，只是我见你日日忧思，不利眼疾，才想出这个办法让你转移注意力，你不为眼睛发愁，眼病自然就不治而愈了。"古往今来的高寿者多是心胸开阔、开朗乐观之人，也无可辩驳地印证了这个道理。

养生启示

人生在世，难免遇到各种各样的烦恼，难免因此心生忧愁，但我们却可以通过心态调整，将忧愁对健康的损害降至最低。

（一）心理暗示：挫折只是踏脚石

有首歌唱得好，"人生好比是海面上的波浪，有时起，有时落"。的确，不论社会多么进步，科技多么发达，每个人遭遇坎坷都在所难免。不要总哀叹自己为什么那么倒霉，毕竟成功是要付出代价的。孟子说过："天将降大任于是人也，必先苦其心智，劳其筋骨，饿其体肤，空乏其身，行拂乱其所为，所以动心忍性，增益其所不能。"挫折固然令人痛苦，但它能够培养人的心理耐受力，使人的意志更加坚定，品格更加顽强，思想更加成熟。换句话说，挫折是你付出代价的一部分，是摘到胜利之果的踏脚石，所以，要正确看待，不能就此被忧愁遮蔽了双眼。

（二）忧愁过后要补肺

如果你已经被忧愁所伤，不要担心，还可以通过食补的方法来补救，如多吃白木耳、百合、花生、山药、猪肺、阿胶、豆浆等可以润肺益气的食物。另外，再推荐几个食谱供大家参考：

1. 南杏猪肺汤

食材：猪肺1只，南杏15克。

做法：将猪肺洗净，切成片状，挤去猪肺气管中的泡沫。再放入南杏一起加水煲煮，调味即可。

作用：南杏（杏仁有南杏、北杏之分）富含脂肪油，润肺止咳的功效显著。猪肺则可以治肺虚咳嗽、咯血，有补肺的功用。秋冬时节，气候干燥，肺气不开，喉咙干燥，最适合饮用此汤。

2. 冰糖银耳羹

食材：银耳10克，冰糖若干。

做法：将银耳用冷开水浸泡1小时左右，挑去杂物。接着把银耳和适量冰糖放入碗内，再加入适量冷开水，炖2~3个小时即可。

作用：银耳能滋阴润肺，养胃生津，止咳化痰。常饮此羹，可以治疗秋冬时节的燥咳。

3. 山药秋梨饮

食材：山药2根，秋梨1个。

做法：将山药和秋梨洗净去皮，切小块，放入沙锅，熬煮20分钟，然后加入冰糖，煮10~15分钟即可。

作用：山药补脾益胃，秋梨降火生津，二者均有润肺的功效。

四

乾坤容我静，名利任人忙

谚语解读

勾心斗角的行为，终会害人害己。你有千顷良田，日需不过三餐；你有豪宅数幢，夜需不盈六尺。自古争名斗利，无所不用其极，能真正做到不为名利所累的人微乎其微。"权贵富足若浮云，散地闲居享天年"，能看破名利之累者，往往乐观长寿。

扬州八怪之一的郑板桥，淡泊名利，在江苏兴化老家自撰自书厨房门联："青菜萝卜糙米饭，瓦壶井水菊花茶。"这与唐代诗人白居易所指出的养生之道"权门要路是身灾，散地闲居少祸胎"如出一辙。

清代名僧苏曼殊，撰"乾坤容我静，名利任人忙"的养生联悬挂在舟山普陀寺，沉溺于幽静的大自然中，与世无争，超然物外。保持这样一颗平常心，更能延年益寿，安享晚年。

医学引据

中医学家们认为："恬淡虚无，真气从之；精神内守，病安从来。"人若想养生，必先治其身，如果又想延年益寿，又追求名利权势，无异于缘木求鱼，隔墙吹火。沉醉于官场商场，疲于应酬，心理上承受的巨大压力势必耗散真气，伤损心志，造成精神紧张，极大地摧残身心。

我国晋代养生大家嵇康在其所著的《答难养生论》中说："养生有五难，名利不灭，此一难也；喜怒不除，此二难也；声色不去，此三难也；滋味不绝，此四难也；神虑转发，此五难也。"养生第一难就是追求名利，可见想养生，第一就要抛弃名利，超然物我。

医圣张仲景学医有三个目的，其三是"保身长全，以养其生"。可见他除了注重治病之外，还特别重视养生保健。其养生之道：首先，讲究身体健康，做到"爱身知己"；反对"孜孜汲汲，唯名利是务"，绝不可为名利而"忘躯徇物"。没有了健康，就更谈不上名利了。其次，气功养生，需净化身心，澄清思虑，特别是达到至高境界，更需舍弃一切欲望，超然物我，而追求名利、富贵，贪得无厌，正与气功修身背道而驰。

养生实例

不计得失得长寿

著名演艺人员李默然现年83岁，身体硬朗一如壮年。据李老经验，养生之道首先要有一颗平常心，超脱世俗，不计得失，真诚和善待人。"心态不好，服用任何补品都是白费的。"李默然把自己的健身体会归纳为"生活规律、坚持锻炼、饮食得当、心情舒畅"十六个字。买菜做饭在李默然看来是一种乐趣，每天他都早早起床，拎着菜篮子去早市逛一圈。逛早市可以说是一举三得，买菜、散步、接触社会，既锻炼了身体，呼吸了新鲜空气，又可以看看热闹，了解社会民情，带来好心情。

养生启示

古代的一句格言："仁人之所以多寿者，外无贪而内清净，心和平而不失中正，取天地之美以养其身。"遇事不怨天尤人，尽情地享受生活，以一颗知足的心来对待生活，这就是养心的养生之道。

（一）修身养性淡泊名利

常言道"心情愉快，健康常在"，要天天保持好心情，可从以下三个方面修炼：一要少私寡欲。一个人虽做不到大公无私，却能做到私而有度，欲而不贪。二要淡泊名利。淡泊是一种生活智慧，让你从平凡小事中寻求幸福，真正地感受生活。三要知足奋进。生活不在于物质的奢华与金钱的多少，大富大贵的人却没有平民百姓的知足常乐。养生要依靠食补和运动，但一个人总是秉持心胸狭窄、焦躁不安、患得患失的心态，再怎么进补，怎么运动，于健康养生都是无益的。

（二）坦荡人生胸怀宽广

"仰不愧于天，俯不怍于人"。要做到以下几点：一要诚信。做人的基本道德，为人诚实守信，心情坦荡，无忧于人和事。二要豁达。对人对事都要胸怀宽广、平和大度、不斤斤计较、圆通豁达。三要忍让。能容人、容事、容物，无论事之巨细，何时何地都要谦虚忍让，与世无争。四要廉洁。洁身自好，不被金钱、物质等世俗所诱惑。

（三）生活规律适当运动

世界闻名的康德教授有句名言："一个人如果生活中表现出杂乱无章，毫无次序和节制，他便不可能有充沛的精力和体力。"

养生要做到起居有常，就是要做到生活规律有序，饮食有节，劳逸有度，顺应四时。对于老人来说，保持生活规律，拨准生物钟更为重要。根据网上调查，多数百岁老人长寿的秘诀是生活非常有规律。除此之外，还需要适当的运动，每天都走路，早晨练练太极拳、八段锦等，也是老年人首选的锻炼方式。

五

大怒生百病，心病还须心药医

谚语解读

人们常说："大怒伤肝。"怒，是从心理到生理的情绪反应。《黄帝内经》中说："百病生于气也。怒则气上，喜则气缓，悲则气消，恐则气下，寒则气收，灵则气泄，惊则气乱，劳则气耗，思则气结。"

过度愤怒可使肝气和血气逆冲，导致气急上逆、面红耳赤、呕血，甚至昏厥。大怒，不仅给自己的身体造成损害，而且也容易在愤怒时说出不理智的话，做出不冷静的事，除了伤害别人的感情外，还会引发许多不必要的麻烦。大怒过后，郁结在内心的怒火会积成心病，可谓有百害而无一利。所以，我们应清醒地认识、理解"大怒生百病，心病还须心药医"的养生警句。

医学引据

传统中医认为，心神能统率五脏六腑、五官七窍、四肢百骸，为一身之主宰。大怒伤神，会使体内的激素分泌紊乱、肌肉紧张，从而导致免疫系统难以处于最佳工作状态，这时人的抵抗力就会下降，疾病也会乘虚而入。郁结在内心的情绪，会引发抑郁症、心脏病、高血压、肠胃病等。

一般来说，急脾气的人容易发怒。他们有着胆汁质的个性特征，一旦不能如意，遇上导火索便会一点就着。但是大怒不但不能解决问题，反而会生发很多疾病，损害人际关系。所以，要学会抑制住愤怒的情绪，不冲动、不发火，同时，做到调解身心、化干戈为玉帛。

《艺文类聚·养生》中说"太上养神，其次养形"，就是说养生要从养心、养神开始，经过心神交汇，方能达到神形并茂，使得心性健康。

养生实例

做事慢半拍，缓解急怒症

心理咨询师张大夫门诊中曾遇到一位"易怒"患者——王教授。王教授从事教育事业几十年。退休以后，改不了职业病，对妻子说话总以教训的口气，一遇到不如意的事情，就会发怒。心理医师说，这是因为他工作时雷厉风行、力争第一，而现在找不到发挥之地造成易怒。张大夫提出，要克制愤怒，其实很简单：做事慢半拍、舌头转一转再说话，或者遇到愤怒的事情，默数1、2、3……坐下来，找到一个支点，人就会平稳些。自从接受张大夫的指导后，王教授不再同时做几件事情了，而是每天都听一些舒缓的轻音乐、喝茶读报、打打太极拳、练习毛笔字，把生活的脚步放慢了许多。其实，心理治疗就是治疗心病，好的休闲活动是医治心病最好的方式。

养生启示

有人说，你只要生气1分钟，就丧失了60秒的快乐。也有人说，只要给予别人快乐，自己就获得了快乐。我们在为事而怒的同时，也失去了快乐。知足常乐，不去计较，不因小事而动怒，就是对自己的一个和解。

（一）不要怒发冲冠，只要心花怒放

降低欲求，戒除欲望，就会收获快乐。佛教有三戒：一戒"贪"，不食非分利禄；二戒"嗔"，不忌妒别人，给人一份爱心，自己将增添十分生机；三戒"痴"，不痴心妄想，不热衷名利，心情舒畅，便能健康长寿。我们遇到不顺心的事情，要平和地与人沟通交流，只要笑一笑，没有什么大不了。

（二）遇事三思后行，一步一个脚印

学会三思而后行，变通处事才是明智的做法。遇到事情，如果一时解决不了，就绕着走、放一放、不着急。这样，事情得到了充分的缓解，心智也处于冷静的状态，处理事情就会顺利得多。拿别人的错误来惩罚自己是愚蠢的行为。变则通，换一种思维方式，就会获得踏破铁鞋无觅处，柳暗花明又一村的

境界。

（三）积极参加娱乐活动，寻找快乐源泉

参加娱乐活动，可以改变急躁性格。比如：当舞曲响起的时候，我们就会尽情地陶醉在甜美的音乐中，使心情愉悦；当我们面对激昂、充满斗志的歌曲的时候，也会情不自禁地唱起来；那些老年合唱团的人们，当他们站在舞台上的时候，感到此刻自己就是焦点，自我价值得到了充分的体现，让人感到端庄而亲切；还有些人陶醉在书写的乐趣当中，一笔一画都是精神的寄托。

一切娱乐活动都是人间的乐趣所在，自我娱乐、自我陶醉，让心灵得到健康的滋养，让生活充满欢乐的旋律，那么，快乐的源泉就会清澈甘甜、常留心间！

六
看一个医生不如交一个朋友

谚语解读

谚语说："看一个医生不如交一个朋友""朋友多，福气多""身边的挚友，胜过远方的亲属"。这些谚语使我们认识到，朋友在我们的生活中是不可缺少的。没有了朋友，也就没有了快乐。一个人只有拥有了朋友，心情才能够及时得到舒缓。朋友在你需要的时候聆听你的心事；在你困难无助的时候给予你帮助；在你迷失的时候为你指引方向。

医学引据

在中医中，《黄帝内经》就提出过"百病从心起，养生先养心"，从这句话就能看出，很早以前，人们就知道，一个人的心理对健康起很大的作用。《黄帝内经》还提到"悲哀忧愁则心动，心动则五脏六腑皆摇"，这句话告诉我们，哀愁会影响我们的身体健康。有了朋友，及时地给予心理上的安慰和疏

导,才能够保持良好的心理状态。

现代医学证明,各种不同的情绪,会对我们的健康状况产生直接的影响。喜怒哀乐不仅仅是我们对客观事物的反应,它还会间接影响到我们的身体健康状况,具有不可忽视的作用。人长期处在一种低迷的状态,会使免疫能力下降,容易产生疾病。有数据显示,不大和朋友交往的人,死于心血管疾病的危险比那些热衷于交朋友的人高出40%。大量资料显示,没有真正知心朋友的人,容易孤僻,长期的郁结无法倾诉,会进一步导致不良情绪,从而引起身体状况变差,体弱多病。

良好的人际关系有益于放松心情缓解紧张情绪,消除精神上的压力,从而促进身心健康。因此,应该打开自己的心扉,多交知心朋友。

养生实例

清高孤僻林黛玉

读过经典名著《红楼梦》的人都知道,林黛玉自卑敏感、身体娇弱,每天都郁郁寡欢,经常因为一些小事情伤怀落泪。造成这种因素的原因有很多,其中有一个原因就是她为人清高孤僻,自怜无依无靠,没有亲人,没有朋友。有什么心事都自己独自伤怀,从不与人诉说。最后见到宝玉与宝钗结婚,咯血而死。假如她是一个性格外向的人,拥有朋友,平时多和朋友在一起,交流心事,也许她就不会总是郁郁寡欢,加上身体娇弱,最后郁结于心变为大病。生活的压力必须通过适当的方式宣泄,朋友无疑是最佳的倾听者。

养生启示

每个人的生命色彩,都需要朋友来点缀。朋友在你需要的时候出现,在你快乐的时候和你分享,在你孤独的时候陪伴你,即使安安静静什么都不说,他也能够体会到你心里所想。你可以在任何时候找到朋友,和他抱怨诉说,分享或是共勉。那么,怎样才达到"交一个朋友胜过看一个医生"呢?可以从以下几点做起:

（一）相互帮助

每个人都会有遇到困难的时候，朋友也是，当对方有困难的时候，应该尽可能给予帮助。这种帮助可以是物质上的、行动上的、心理上的，只要在你能够给予范围内的。在你为他人作出贡献的时候，自身也会得到满足和愉悦。朋友间的帮助应该是不求回报的，但是，我相信，友情会以另外一种形式回报你。

（二）相互沟通

沟通是增进友谊的重要法宝。当然，交浅不要言深，不要像祥林嫂一样到处跟人倾诉你的不满不快。只有真正的朋友才能毫无保留地袒露心扉，分享心事。对于这样的朋友，一定要珍惜，因为他们是你心灵的良药；同时你也是对方的一个心理慰藉，在给予对方温暖的同时，你也会享受到被信任的安全感。这时候，你知道，无论你遇到什么，总会有一个人默默在你身边支持你。

（三）真诚相待

现代社会混杂了太多商业利益、金钱利益，很多人感觉"在和认识的人说假话，和陌生人说心里话"，因此，在交朋友的时候，要打开心扉，将利益问题看淡。友情是两个人的事情，如果对方给予你信任，真诚相待，你应当给予相同的回应。切不可要心机，抱有目的。在朋友遭遇困难苦难时，不可以弃之不顾，用有色的眼睛交朋友。真诚的心意，一定会让你的生活更加美好。

（四）交友需慎重

并不是所有人都可以做好朋友，俗话说"近朱者赤，近墨者黑"。这句话告诉我们，在选择朋友的时候需要慎重。一个良友将会胜过很多财富，拥有正直的朋友，能够及时地指出你的错误，帮助你走上正途，然而，交友不慎也会让你陷入困境，因此不要无选择地交友。

七

丈夫有泪尽情弹，英雄流血也流泪

谚语解读

"男儿有泪不轻弹"这句话曾鼓励了多少中国男儿做一个有担当的男人。但是也因为这句话，许多男儿宁可打碎牙往肚里咽，也不愿意流泪发泄一下，殊不知，这种强忍出来的"坚强"，是导致中国男性平均寿命比女性短的一个重要因素。

为了大家的健康，这句俗语应改成"丈夫有泪尽情弹"。委屈、难过、痛苦、挣扎和无助的时候，流泪并不代表你懦弱、胆小、没有能力，它只是你发泄的一种方式而已。流过泪，擦干眼泪，你变得更坚强了，这样才好。你强忍着悲痛，带着忧伤痛苦生活，伤痛就越堆积越多，结果就会像背着棉花过河，越来越沉重，最后溺亡其中。何不用眼泪冲刷这些苦难，就像背着盐过河，抵达彼岸之后，无比轻松，心里也会释然。

医学引据

艾青曾说："为什么我的眼里常含泪水，因为我对这片土地爱得深沉。"其实，为什么我们的眼里常含泪水，因为泪水保护了我们的眼睛。

泪水中有盐，有能溶解细菌的溶菌酶，还有免疫球蛋白。它们是眼睛的保护层。在通常情况下，眼球的表面有一层薄薄的泪水，使我们的眼睛保持湿润，不会直接暴露在干燥浑浊的空气中。

美国明尼苏达大学心理学家威廉·佛莱通过研究发现，流泪可能是一种能促使人体排泄由于感情压力积累起来的生化毒素的行为。这些毒素如果不通过流泪排出而留在人体内，将有害健康；流泪排毒，使流泪者恢复心理和生理上的平衡，因而对健康有益。中国人的人均预期寿命男性为76.71岁，女性为80.81岁。你觉得，流泪的频率和人的寿命有没有关系呢？

养生实例

什么人最爱哭

无论打针或跌倒或受委屈,为什么孩子就可以哭得肆无忌惮呢?有研究者表明,这可能是为了减轻痛苦。超过80%的女性会用哭减轻痛苦,而只有不到70%的男性会选择偶尔哭泣。所以有节制地哭泣发泄有益于健康。

人在孩童时期哭泣的次数很多,而且男孩子和女孩子哭泣的频率几乎相同。可是,当成年之后,人们就开始有意减少自己哭泣的次数,尤其是成年男性。调查发现,女性哭泣次数是男性的5倍之多。

养生启示

我们生活在压力重重的社会下,即使是小铜人、小铁人也会有受伤悲痛的时候,为什么要憋住自己的眼泪呢?哭一哭,生活更美好。

(一)能哭是福,会哭最要紧

我们总是被各种各样纷纷扰扰的事情打扰、触碰、冲击,我们总会受到伤害,这种时候,能哭是一种福气,用泪水冲刷忧伤和痛苦,排出我们体内的毒素、排出不快乐。所以,能哭出来的人,是会发泄的人,如果你觉得当着众人面哭泣非常丢人,那不妨找没人的时候好好发泄一番。

会哭是很要紧的事情,林妹妹就很能哭,但是她哭完了也不快乐,因为她总是不停地哭,处于压抑不安的情绪当中,反而没有起到哭泣应有的效果。所以,正确的心态应该是——今天要哭就放声哭泣,但是明天太阳一升起,就要擦干眼泪,向着快乐继续进军。

(二)补充营养,流泪也健康

最近,"欲哭无泪"成了很流行的词。我们倒是希望"热泪盈眶"和"眼泪汪汪"可以成为流行词。我们很多时候想哭不仅仅是因为不好的情绪,当我们为祖国的伟大成就而骄傲时,当我们在奥运赛场上看到中国国旗听到中国国歌时,就算是七尺男儿,热泪盈眶一下,眼泪汪汪一下,也不会有伤大雅吧?

可是,哭得太多了,会流失体内的蛋白质和一些微量元素,所以,哭过之后，建议补充一些蛋白质和水分。虽然俗语说女子是水做的，可是不论男女，泪流多了，还是要把水分补回来的。健健康康流泪，健健康康发泄。

（三）及时发泄，快速恢复

眼泪说明佛慈悲，眼泪说明我伤悲。伤悲就伤悲，如果伤悲，早点哭出来，也能早点解脱出来。俗话说"否极泰来"，当哭完后，你会发现心里真的轻松许多。英雄流血也流泪，英雄也是人，当然也有哭的权利嘛。感时花溅泪，花都可以哭，更何况人呢？

"出师未捷身先死，长使英雄泪满襟"。如果英雄舍得面子会发泄流泪，英雄也会生活得更舒心的。

八

修饰打扮老来俏，神采奕奕春常留

谚语解读

俗话说得好"三分长相，七分打扮"，修饰打扮是决定一个人美丽的重要因素。如果一个人面容姣好，但整天邋里邋遢、不修边幅或者唉声叹气、愁眉苦脸，那么再好的相貌都像是蒙上了一层灰，不会给人留下好印象。

我们都说，没有丑女人只有懒女人，不仅年轻人要去修饰自己，老年人更要去装扮自己，让自己显出不同韵味的成熟美，散发出熠熠光彩。

有些老人比较保守，不太接受新潮的服饰或者流行的发型，也怕别人接受不了。其实，这里说的并不是过度的夸张修饰，而是适度地打扮自己。这样，面貌变美了，心里也乐滋滋的。不是说"少要稳重，老要张狂"吗？那么，我们何不妨来个"修饰打扮老来俏，神采奕奕春常留"。

医学引据

中医治病，讲究望、闻、问、切，"望"也就是察言观色。看一个人的气色如何，便知病情一二。《医宗必读》曰："气血者，人之所赖以生者也。"可见，调解气血，从内养外，是经久不变的方法。修饰除了要修饰外表，也要修养心灵，做到内调外养，内外结合，才能永葆青春，神采奕奕。

我们都说，面由心生，一个人的心态决定面容。如果整天总是闷闷不乐、少有笑容，时间长了就会变得难看、衰老，再加上不去打扮，那么整个人就长期处于一种委靡的状态，疾病就会随之到来。要获得饱满的精神是非常容易的，变换个发型，买几件漂亮衣服，和三五个好友出去爬爬山、聚聚餐，便会觉得畅快淋漓。修饰打扮是用健康、正确的方法获取美丽，而不是为了苗条吃减肥药，为了年轻去做拉皮。自然才是永恒的美丽。

养生实例

老年街舞队不输年轻人

中央电视台的节目里曾经出现过一支特殊的队伍——老年街舞队。队员平均年龄都在60岁以上，可每位老人都像40多岁的。她们烫着卷发，化上妆，穿上时尚的运动裤和紧身运动衣，在绚丽的灯光下和劲爆的舞曲中，激情跳跃着。类似于这样的老年健身队还有很多，这些老人给自己化些淡雅的妆容，挑选成熟又时尚的服装，听些流行歌曲，生活多姿多彩。做到这些只要一颗乐观开朗的心就够了，这才是真正的活到老、学到老、美到老、乐到老的达观精神。

养生启示

想要变年轻、变美丽，就要坚持两条腿走路：一是要修饰；二是要保养。岁月如梭，时光如水，我们无法挽留已经逝去的岁月，可是我们能够把握打扮自己的权利。女为悦己者容，修饰打扮不仅能够使自己形象美丽，还会给旁人带来观赏的美感。一个人拥有了靓丽的外貌和愉悦的身心，就拥有了健康的体魄。

（一）关注时尚，善于修饰

你是选择蓬头垢面在家待着，还是选择靓丽清爽出门逛逛。我想，大多数人都会选择后者。爱美之心人皆有之，每个人都想给别人留下好印象。那么，就从今天开始，做一个小小的改变。去美容院享受一次属于自己的时间，或者买一本时尚周刊，观赏一下里面的潮流服饰，再买一两件适合自己的新衣服。每天对着镜子朝自己做一个甜美的微笑。总之，让自己变得有所不同吧，给别人一个惊喜，也给自己一份欣喜。

（二）滋补身体，营养全面

滋补身体，多吃红枣。枣，是体质虚弱者滋补调养的佳品，有鲜枣、干枣、红枣等。鲜枣维生素C的含量高，最好生吃；干枣的钙含量高，适合煮粥或煲汤；红枣可以加银耳炖熟饮用，有养阴补血安神的作用。还可以饮用蜂蜜，吃些燕窝来滋养身体。除此之外，每天吃上一种水果，也有美容的功效。

（三）有氧运动，动静皆宜

做有氧运动可以使人变得轻松，消除疲劳，恢复健康的体魄和饱满的精神。比如跑步、游泳、瑜伽、有氧舞蹈等都是不错的运动项目。长期坚持不仅可以塑身减肥，还可以让气色变得更加健康。肥胖也是导致许多疾病产生的原因，比如会造成血压升高，导致血糖上升。所以要保持身材的标准，就要多做运动，修饰身形，达到动静结合的良好状态。

九

人到暮年志不休，壮心不已精神抖

谚语解读

人到晚年，随着生活圈子的缩小，难免会产生失落孤独的感觉，俗话说"人到暮年志不休，壮心不已精神抖，春花凋落秋菊艳，何须暮年叹白头"，刘禹锡也有"莫道桑榆晚，为霞尚满天"的诗句，只要人老心不老，人虽暮年但仍怀壮志雄心，让生活在充实和进取中度过，树立良好的心态，积极乐观地面对生活，就能健康长寿。

医学引据

人老的时候容易得病，一方面是由于人体机能的下降，另一方面也与老年人的心态有关。《黄帝内经》中有一句名言："恬淡虚无，真气从之；精神内守，病安从来"，意思说要能做到经常保持心情愉快，情绪安定，不追逐名利，不计较得失，就能增强自身的抵抗力。免疫力提高，自然也就不容易得病了。

"事在人为""莫道万般皆是命""境由心造"。中医认为人有七情，喜、怒、忧、思、悲、恐、惊皆由心中生。而大喜伤心，大怒伤肝，大思伤脾，大悲伤肺，大恐伤肾。如果老年人情绪起伏较大，或者长期处在易于低沉的情绪中，则很容易生病，影响身体健康。

俗话说"情志相胜"，老年人不能因为从工作岗位上退下来就觉得自己没有用了，从而情绪低落，郁郁不乐。其实人到老年，尤其要保持心态平衡，知足常乐，不要过分强求而自寻烦恼。心态好，才能身体好。

养生实例

空虚无聊是健康大敌

世界卫生组织曾提出"健康的一半是心理健康"，老年人保持积极乐观的心态对健康长寿有着不可替代的作用。而很多老人之所以无法积极乐观，往往是因为无所事事，每日带带孩子，孩子一旦长大脱离怀抱，便觉得顿时无事可做，心灵空虚。这种混沌空虚的状态就算年轻人也是难以忍受的，因此造成了网络游戏的发达。但是老人们却无法适应快速发展的网络技术，如何改变生活无聊的状态呢，鞍钢的高级工程师教学恒老人有他的办法。

已经年过七旬的他曾在退休后极力推销自己，免费为鞍山市各单位提供降低成本服务。一来他想用余下来的时间为国家多做些小事，二来儿孙都已长大，自己整天无所事事，这样也让自己更充实一点。就这样，已经74岁的教老精神头很足，身体也十分硬朗，还每天坚持锻炼，每天过得充实又快乐。

养生启示

据心理专家介绍，老年人一般只关注身体健康，而对心理健康并不在意。离退休前后生活的急剧变化和大脑功能的退化，使大多数老年人产生焦虑、忧虑等情绪，影响着老年人的身体健康和生活质量，如何提高老年人的生活质量呢？

（一）英雄暮年，壮心不已

曹操有言曰："老骥伏枥，志在千里；烈士暮年，壮心不已。"叶帅更有"老夫喜作黄昏颂，满目青山夕照明"的豪言。这些诗句都彰显了人到暮年时雄心仍然不减的壮志豪情。这就是老年人应该坚持的积极态度，这是一种进取的精神，更是一种高超的思想境界。

人即使是进入暮年，也要坚持自己的人生目标，热爱生活，遇困难不气馁，刻苦钻研，继续学习。自己争取多做些事，坚持力所能及的体力活动，不要太依赖别人。有时候对别人期望太高，就会失望。多活动身体，不要懒于做事，积极参加力所能及的社会活动，广结朋友，接触社会。要树立凡事自己能做的就不去依赖别人的观念，这样则可以避免由于失望带来的烦恼。

（二）寻找乐趣，舞动人生

"光阴不催人自老，自然规律谁能逃。若问晚年如何度，强身健体乐逍遥"。人生是一个大舞台，尽管有主角配角之分，但是只要树立积极的人生态度，谁都可以作出贡献，实现自己的人生价值。那么，怎样才能使老年人的生活更加快乐有趣呢？

1. 乐于接受新鲜事物

随着社会的迅速发展，老年人也要与时俱进，跟上时代的步伐。可以跟小辈们学学电脑等新东西，让网络开阔自己的眼界，丰富自己的生活，还便于和远方的亲人朋友联络，以解对亲友的想念。

2. 积极参加社会活动

目前社会上提供了很多适宜老年人活动的场所。多出门和众多的同龄人在一起，不仅可以缓解退休后的失落寂寞，还可以交到更多的朋友，扩展自己的活动空间。而且多运动也有利于身体的健康，延缓身体的衰老。

3. 活到老，学到老

老年人虽然已经从工作岗位上退下来，但是也不能停止学习。现在提倡的是一种被称为终身教育的教育模式，学习是一辈子的事。多动脑学习一些知识不但可以增加自己的学识，让生活丰富充实起来，还可以延缓大脑的衰老。

十

夫妻之间要和睦，爱心相伴共携手

谚语解读

俗话说："每个成功的男人背后都有一个默默支持的女人，反之亦然。"诚然，在当今社会，很多男性成功人士都有一个贤内助，亦或夫唱妇随，两人联手取得成功。不管是一方还是两方成功，背后肯定是两人之间的相互尊重与支持。

夫妻和睦不仅有助于事业上的成功，同时也有利于身体健康、家庭和谐。因为人有相当长的时间是处在夫妻生活中的，所以养生专家都认为"夫妻关系"也是决定长寿的因素之一。

医学引据

《黄帝内经》里《素问·阴阳应象大论》说："喜怒不节，寒暑过度，生乃不固。"若一个人长期承受压力，或者不能调节心情，会引起内脏功能的紊乱，阴阳失调，以致早衰减寿。

受传统观念的影响，现代社会的男性比女性压力大。因为他们要养家糊口，再加上抽烟酗酒等习惯影响了男性的身体健康，加大了男科疾病的发生率。如果妻子因为性生活问题指责和埋怨丈夫，就会给男性带来更大的身体和心理的痛苦，最后导致夫妻感情破裂。所以，女性要为丈夫营造一个温暖的家庭环境，夫妻间融洽的感情有助于身体健康、夫妻生活和谐，反过来性生活和谐也会增进夫妻感情和谐。

心理学家认为压力具有传染性，夫妻一方的某些变化，如降职、疾病等一般会给另一方造成深刻的心理影响，导致对方压力加大。所以夫妻间一定要互相交流，了解对方的处境。否则，容易造成夫妻之间的误会。例如，妻子忽视了丈夫承受的工作压力，反而去埋怨他重视工作多于家庭，丈夫则会认为妻子非常不理解他，不贤惠，这种心理期望不一致会严重伤害夫妻感情。

养生实例

百岁夫妻为何能六代同堂

2009年6月《江门日报》第7184期A9版以"百岁夫妻六代同堂，夫妻和睦是长寿秘诀"为标题报道了广东省江门市新会区睦州镇莲子塘村的林扶济和杨友大两位老人的事迹。这对老夫妻都是1910年出生，两人已经携手度过了81个春秋。新闻报道中记者引用了林扶济老人的原话："我和老伴性格相投，一辈子极少吵架，有怨气最多也就叨咕几句。夫妻和睦相处是长寿的一个重要原因。"融洽的感情让他们无比默契，完全可以靠表情交流。对方一疼痛，另外一个从表情就能看出来，就会很自然地找出活络油为老伴擦拭。这就是"并蒂莲花别样红，夫妻恩爱益长寿"的最好的例子！

养生启示

夫妻是世上最贴心的人，是能够朝夕相伴的人，所以夫妻间只有和睦相处、恩爱相伴，才能给对方一种踏实安全的感觉。所谓的"老伴在床头，生病不用愁"，爱人对病人无微不至的体贴照顾，可以提高病人抵抗疾病的信心，有利于放松心情，加快身体的康复速度。然而夫妻之间要保持和睦相处也是需要技巧和原则的，掌握以下几点可以"爱心相伴共携手，并蒂莲花别样红"。

(一)互相尊重,交流思想

夫妻平等是两人和睦相处的基础,日常生活中双方应彼此尊重对方的劳动、爱好等,理解对方的事业,支持对方的决定。在尊重对方的基础上交流思想则可以让两人更深入地了解对方的想法,使两人心灵交汇,进一步升华感情。

(二)处理好金钱问题

由于两个人价值观不同,对待金钱的态度和用钱方式可能会不同。例如,现在很多女性都是月光族,习惯了节衣缩食来购买自己心仪的服饰、化妆品等。若她的另一半是个勤俭持家对物质要求不高的人,两人就容易因为消费习惯问题爆发矛盾。所以,夫妻双方既要尊重对方的用钱习惯,又要相互商量,量力而行。

(三)宽宏大量,难得糊涂

俗话说"勺子哪有不碰锅沿的",夫妻之间难免有这样那样的矛盾。解决之道是千万不要激化矛盾而要学会化解,要懂得包容自己的爱人。

家庭生活是平淡的、琐碎的,甚至有些事很难分清谁是谁非。对于一些生活小事,不妨糊涂一下,只要拥有一颗包容的心,就能保持一种温馨和谐的家庭氛围。夫妻和睦有助于身体健康,有助于事业,有助于促进社会大家庭的和睦。既然如此,我们为何不以爱心相伴共同携手营造美好生活呢?

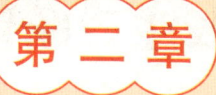

第二章

"食"为民天，
药补不如食补

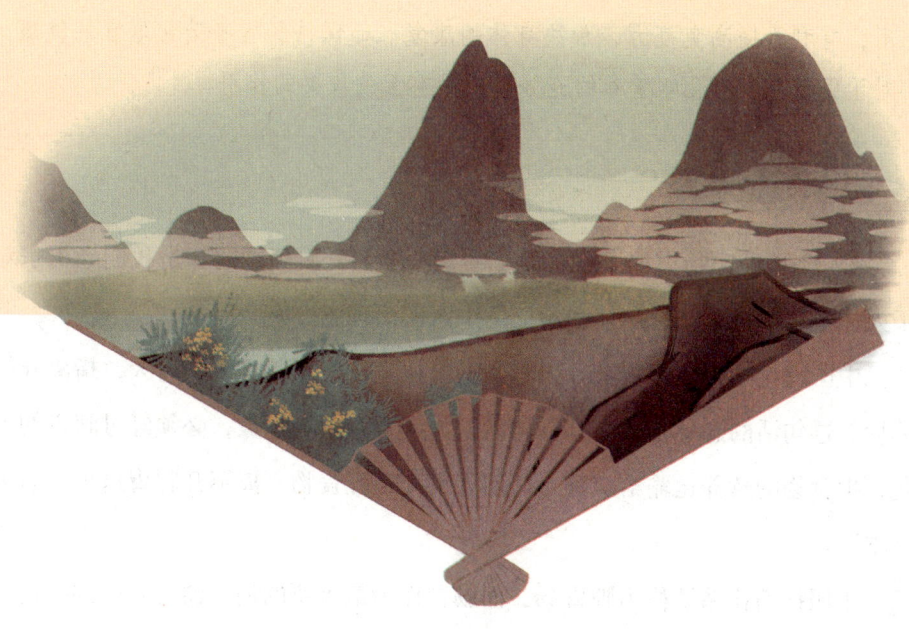

　　有史以来，"民以食为天"是亘古不变的真理。常言道"早晨开门七件事，柴米油盐酱醋茶"，样样都与"食"相关，食疗更是中国自古盛行的保养之道。"是药皆有三分毒"，正确的食疗可以代替不必要的药物治疗，避免不良反应。那么，如何才能吃得好补得好呢？《黄帝内经》认为应该"五谷为养，五果为助，五畜为益，五菜为充"，具体又该怎么做呢？让我们来看看老祖宗们怎么说吧。

一

若要长生，肠胃常清

谚语解读

"药补不如食补"大概是我们最熟悉的一个中医养生理念了，历代名医都认为"药物多用于攻病，食物多重于调补"。正所谓"三分吃药，七分养"，对于体质较弱易生病的人来说，服用补品有补气血和治病的作用，有利于提高免疫力，加快身体的康复。而保持肠胃等消化器官的健康对于保证人体对食物营养的充分吸收具有至关重要的作用。

医学引据

"若要长生，肠胃常清"这简单的八个字，背后蕴藏的却是我们老祖宗对于人体生理结构的精确认知和辨证的中医医治理念。

中医理论素有"脾胃乃后天之本，气血生化之源"之说。后天，指离开母体后。这句话的意思是，离开母体后，人就开始用嘴吃饭，必须经过脾胃的消化，把食物的营养运输给全身。任何人都离不开食物，离不开脾胃这个"后天之本"。

中医把消化系统称为脾胃肠，而肠胃作为最重要的消化器官若受到损伤，就会影响食物营养的吸收，无法保证身体获得足够的营养成分，从而引发其他系统机能的衰退和病变。

暴饮暴食会造成胃的蠕动功能紊乱，进而使胃壁内的神经丛功能亢进，促进胃液的分泌，久而久之就会出现胃炎或胃溃疡。胃一旦生病或处于亚健康状态就会挑剔饮食，从而使我们的饮食变得不全面，营养吸收大打折扣。

养生实例

慢性胃病不可轻视

肠胃作为身体重要的消化吸收器官，若出现问题，人体其他器官就会受到损害。肠胃不好，便秘、结肠炎、腹痛、消化不良等各种病症就会接踵而来。

俗语有"十人九胃病"之说，但因胃病是一种慢性病，很多人都不在意。事实上，若不注意防治肠胃病，后果是很严重的。

23岁的小刘大学毕业后在一家公司做销售代表的工作，销售工作压力大，且没有固定的工作时间。她的饮食习惯也因此变得极不规律，经常胃痛、呕吐、泛酸。一开始她没在意，半年后胃疼得越来越厉害，到医院一检查，医生说她的病已经从慢性胃炎转为胃溃疡了，甚至还有恶变的可能。

小刘这种情况并非特例。如果胃肠病长期得不到有效治疗或久治不愈，再加上年龄的增长，很容易恶化为癌肿。所以大家平时一定要注意胃肠病的防治，千万不要等到病情恶化再来补救。

养生启示

现代人的交际越来越广，应酬也越来越多；现代人的压力越来越大，加班、熬夜越来越多；现代人的钱越来越多，时间越来越少，于是传统的粗粮饭菜被舍弃了，快餐、垃圾食品越来越多。虽然这些都是不得已而为，但我们若想要拥有健康的身体来享受我们辛苦得来的一切，必须注意以下几点。

（一）饮食有规律，切莫折腾胃

我们的胃是有弹性的，猛吃一顿会把胃撑大，而饿一顿又把胃饿小了。如此反复折腾，就会造成胃的蠕动功能紊乱，容易引发胃炎、胃溃疡等，所以切忌暴饮暴食。本身肠胃较弱的人要尽量做到定时定量进餐。胃病严重的人则应食用一些营养丰富、易消化的食品，如面条、粥、酸奶等。

（二）健康饮食，多吃肠胃"清道夫"

吃饭时要慢一点儿，细嚼慢咽可以使食物在口腔内得到充分的磨切，减轻肠胃负担。应少吃刺激性食物，因为胃黏膜很容易受到刺激引发胃出血。平时要远离烟酒，烟酒对肠胃乃至身体的危害都很大。尤其是空腹饮酒伤害更大，因为酒中的乙醇对胃黏膜有非常大的刺激作用，胃受到刺激后会出现收缩或扩张运动，易引发胃出血等症状，危及生命。

有句广告词叫做"排出毒素，一身轻松"，只有及时排除体内积蓄的过多废物，我们才能保持良好的新陈代谢水平，来抵抗疾病的侵扰。很多食物对肠胃起着"清道夫"的作用，多吃可以有效促进肠胃蠕动、促进消化，进而达到排除毒素、疏通肠胃的效果。"清道夫"食物有蜂蜜、木耳、苦瓜、冬瓜、丝瓜、黄瓜、芹菜、海带、茶、大蒜、蘑菇、胡萝卜等。

（三）愉快精神，促进消化

除了有规律的饮食、合理健康饮食之外还要保持精神愉快。现代医学研究证明，情绪对胃肠的影响是十分显著的，焦虑、抑郁等心理因素会刺激胃，导致胃酸不正常分泌等功能性消化不良综合征。所以学会自我调节心情对保护肠胃健康也是十分重要的。

二

吃米带点糠，常年保健康

谚语解读

自古以来"稻米流脂粟米白"代表着高水平的生活质量，是富裕的象征。然而"流脂"的精白米其营养含量远不如它的外形与口感那样的诱人。大米是去除了稻谷壳、糠皮和胚芽的稻谷胚乳，经淘洗、蒸煮后我们吃到嘴里的米饭也就只是淀粉和热量，而稻谷本身含有的95%的丰富营养物质都随着米糠被丢弃了。

这句"吃米带点糠，常年保健康"是古人给生活在当下天天吃精米白面的现代人的忠告。随着营养知识的普及和保健意识的日益提高，全麦面包、糙米等粗加工全营养食品又逐渐回到我们的餐桌。

医学引据

中医认为，米糠味甘性温，归大肠经，入脾胃，可健脾胃，消肿利尿，主治噎膈、反胃、脚气、水肿等疾病。

米糠是把糙米加工成大米（精白米）的过程产生的稻谷种皮、外胚乳和糊粉层的混合物。米糠含有植物蛋白15%，脂肪16%~22%，并含有膳食纤维、叶酸、氨基酸、肌醇、各种维生素及钙、铁、锌等矿物质，被誉为"天赐营养源"。

米糠的保健作用在于，它富含的膳食纤维、维生素E等可促进肠蠕动，加快排毒，预防肠癌和便秘；脂肪中的油酸、亚油酸等不饱和脂肪酸，是人体不能产生而必须从日常膳食中摄入的必需脂肪酸，长期摄入可为人体排毒降脂、清洁血管，有降压、降糖、抗癌等功效；多种氨基酸、叶酸、肌醇、维生素及矿物质等，可维修保养神经系统、肌肉和骨骼。医学家曾提出21世纪健康新概念：健康需要吃点糠，与老祖宗的谚语异曲同工。

现代医学从米糠中提取植物钙、肌醇、谷维素、谷留醇等药用元素，用于治疗神经系统、消化系统、循环系统及心脑血管等疾病，发挥着越来越重要作用。

养生实例

糙米有助于降低2型糖尿病患病风险

2010年初美国的"健康日"网站报道了一项名为"健康专业人士随访研究"的活动，研究者选择了330万名没有患糖尿病的健康人为研究对象，记录他们食用糙米、精米及其他食物的次数及数量。几年后他们中的1万多人患上了2型糖尿病。对他们的饮食记录加以分析后表明：每周吃2次糙米的人比不吃糙米的人患2型糖尿病风险低11%。研究人员推论如果每天吃50克糙米代替同量精米，可使2型糖尿病的患病率降低16%。

养生启示

稻谷壳硬、粗纤维含量高,不易蒸煮熟透,吃起来也伤胃,考古发现,在远古时代先民就已经把稻谷去壳食用了。米糠虽好,但不可能煮一锅米糠当饭吃,每周一、三、五吃糙米,二、四、六吃精米是不错的方式,节假日大鱼大肉之后更应该吃几顿糙米饭。

(一)养生糙米饭

糙米是把稻谷剥去粗糠,保留了胚芽、内皮和糊粉层的全谷粒,把它泡在水里仍能发芽,是有生命力的"活米"。糙米比精米除含有更多营养物质外,它的含糖量更低,吃下去易产生饱腹感,是减肥人士的首选。

糙米饭做法:

(1)按平时做普通米饭的量取糙米洗净,加入与糙米等量的冷水浸泡隔夜一天。

(2)第二天把糙米带水放入高压锅里,也可以加豆类、玉米等一起煮,先小火、后中火,再使用小火一共焖煮40分钟。

(3)如果用电压力锅40分钟即可。

注意:糙米饭煮好后再加盖闷10分钟,细嚼慢咽吃下去,否则容易消化不良。

(二)益气养颜红枣糙米粥

食材:按照吃饭人数定量,糙米、精米1:1,红枣4枚。

做法:糙米要提前浸泡最少8小时,红枣去核撕成小块;然后糙米、精米和去核红枣一起放入高压锅,加水过米至食指第一个关节高,焖煮半个小时,到时间后保温10分钟。

作用:这款糙米饭口味更佳,营养丰富,益气养颜,和胃健脾,可天天食用。

(三)糙米防癌不容忽视

二噁英是化学垃圾燃烧后产生的致癌物,人体摄入后难以排出,医学界对此无能为力。日本的一份医学研究表明,食用米糠、菠菜、萝卜叶子能有效排出人体内的二噁英,因此米糠正成为专家们的研究重点,正走上普通人的餐桌。

三

暴食暴饮要生病，定时定量保安宁

谚语解读

"暴食暴饮要生病，定时定量保安宁""少吃好、慢吃香，定时定量身体强""要活九十九，每餐留一口"，这些从人们生活经验中总结出来的谚语告诉我们一个道理：吃饭、喝酒等要食用有度，不可暴饮暴食。同时，应该定时定量地吃饭，这样身体才会健康，远离疾病烦扰。

医学引据

在古代，我国就有很多重视饮食与健康长寿关系的养生学家。例如《管子》一书中曰："起居适，饮食节，寒暑适，则身利而寿命益；如居不时，饮食不节，寒暑不适，则形累而寿命损。"意思是，起居有规律，饮食有所节制，适应寒暑，那么就有利于身体健康，寿命就会延长。养生学家们强调了饮食要有节制和身体健康之间的密切联系。我们应该通过合理控制饮食，让我们的身体处于一个良好的状态。

现代医学证明，暴饮暴食后会出现头晕脑涨、精神恍惚、肠胃不适、胸闷气急、腹泻或便秘，严重的，还会引起急性胃肠炎，甚至胃出血。然而大量饮酒会使肝胆超负荷运转，肝细胞加快代谢速度；胆汁分泌增加，造成肝功能损害，诱发胆囊炎、肝炎，使得十二指肠内压力增高；还会使胰腺大量分泌，诱发急性胰腺炎，重者可导致死亡。暴饮暴食后2小时，发生心脏病的几率是正常情况的4倍。

同时，是否选择正确的时间吃饭，还关系到体重的增减。因为人体的新陈代谢在不同时间内是不同的。从早晨起床后新陈代谢逐渐旺盛，上午8～12时，是新陈代谢的高峰期。

养生实例

杨丽萍和《本草纲目》

杨丽萍因孔雀舞闻名,她身高1.65米,体重却只有45千克。她每天对于饮食的安排很简单,普洱茶、牛肉、鸡蛋、小苹果。食物简单量少但却十分营养,丝毫不影响健康。她曾透露自己经常看《本草纲目》,并善于利用古人留下的经验,安排自己的饮食。而且她饮食规律,从不暴饮暴食。她以切身经验说明,要想食补,首先要了解自己身体的需要,培养健康的饮食习惯。

养生启示

每逢到了节庆,亲人团聚,丰盛的食物让人们无法控制食量,有些人因此患了"节日综合征"。当我们暴饮暴食的时候,病魔之手也悄然伸来。我们要时刻谨记:"暴饮暴食要生病,定时定量保安宁。"

(一)养成规律的饮食习惯

(1)早餐:很多人都会忽略早餐,这是很不明智的。早餐要吃,但不宜油腻,可吃些含淀粉类的食物,如面包、馒头等,最好加上一些含蛋白质的食物,如牛奶、鸡蛋或者豆浆。

(2)午餐:经过上午的工作、学习,通常这时候我们都会感觉到比较疲惫,由于需要为下午的工作做准备,午餐就成为一天中最重要的一餐了。但是这绝不等同于暴饮暴食,一般吃八分饱即可。办公室族在选择午餐时,可以吃些蔬菜、少量豆腐,或者多吃些海产品,补充各种营养元素。

(3)晚餐:是每天可以和家人团聚的时刻,也是唯一比较有时间的时候,但不适宜准备过于丰盛的晚餐。因为晚餐接近睡眠时间,吃得太饱无法消化。很多人习惯吃夜宵,这个习惯并不好。因此晚餐应该少吃,晚8时以后尽量不要进食。

(4)适当饮水饮酒:每天应该保证摄入足量的水,平时我们感到渴的时候,其实身体已经处于过度缺水的状态。因此我们不能渴了才喝水,应该每天多次补充身体所需要的水分。在饭前可以适量喝水,这样不仅能够减少饥饿感，同时也能减少食物的摄入量，达到减肥、修身、美容的效果。饮酒并不都是伤身的，适当饮酒可以促进全身血液循环，对身体是有益的。

（二）应避免的饮食习惯

（1）吃得太急：现在生活节奏太快，很多时候我们没有太多时间坐在餐桌上吃饭，我们赶着上学、上班等。这导致很多人边走路边吃东西，或是匆忙咽下食物。但是，吃得太急往往会造成消化不良以及胃病。让食物得到充分的咀嚼，有助于减轻胃的工作负担，让食物更快地被消化吸收。

（2）不专心吃东西：很多人喜欢在电脑和电视机屏幕前，边吃东西边长时间沉迷于网络或电视节目，或者边吃东西边看报纸、杂志。这些习惯会带来双重危害：它在无意中增加了你的饮食量，同时占用了用来消化热量的活动时间，最后导致肥胖。

四 早餐如皇帝，午餐似平民，晚餐像乞丐

谚语解读

俗话说"一天三餐肉，不是真享福"，餐餐吃肉，并不利于健康，应该怎么样呢？谚语中能够找到答案。"早餐如皇帝，午餐似平民，晚餐像乞丐"告诉我们，早晨要吃得有营养，午餐应该保证吃饱，晚餐则是要少吃一点儿。这和我们日常听到的"早餐吃好，午餐吃饱，晚餐吃少"有异曲同工之妙。

但是有一点是确认的：一日三餐需要不同的安排，并不是每餐大鱼大肉就是好的，应该合理搭配，根据生活规律来安排一日三餐的饮食。

医学引据

中医认为，饮食必须全面、平衡营养，饮食结构的全面性直接关系到营养

元素的摄入是否全面。早在两千多年前《黄帝内经》就有这样的论述："五谷为养，五果为助，五畜为益，五菜为充。"它的意思是五谷作为汲养，水果作为辅助，畜类提供益处，蔬菜作为补充，阐述了饮食全面的重要性。

西医认为早、中、晚三餐的比例应该为3∶4∶3，只有这样才能够保证一天的能量供给，同时也能保证肠胃在睡眠时候得到休息。如果饮食结构不平衡，就会造成血糖升高，胰腺衰老，最后形成糖尿病。不仅如此，如果食用过多，还会引起体内胆固醇升高，诱发动脉硬化和心脑血管疾病。

养生实例

孔子养生秘诀

孔子活到了73岁。在现在看来，73岁并不算长寿。古语云："人到七十古来稀"，可见，在古代医疗水平低下的社会背景下，孔子能够活到73岁，算是非常长寿的，这都要归功于孔子的养生智慧。他认为"肉虽多，不使胜食气"。这里"胜"就是胜过、超过的意思，"气"就是主食的意思。这句话意思是说：在餐桌上面，尽管各种美味的肉类非常之多，但是应该掌握进食的营养比例，不能暴饮暴食。一日三餐的饮食应该有所不同，掌握好营养比例非常重要。

养生启示

饮食并不是吃饱就可以，应该选择能够提供一天能量需求的不同食物。更应该注意结合自身的不同特点，让食物提供我们身体所需，促进我们的身体有足够的能量和营养去面对一天的工作和学习。"早餐如皇帝，午餐似平民，晚餐像乞丐"，但是不同人群对营养所需也不尽相同，脑力劳动者的饮食安排自然不同于体力劳动者的饮食搭配，所以三餐如何搭配还需具体问题具体分析。

（一）脑力劳动者的饮食安排

这类人群在血糖浓度降低的时候，脑的耗氧量也会随之下降，产生头昏、疲倦，严重的可能会发生昏迷。因此保持血糖浓度对于此类人群十分重要，它直接影响到脑力劳动的效率和持久力。

首先，早餐应该增加食物的蛋白质成分，因为蛋白质能够增强大脑皮质的兴奋和抑制作用，还能够起到保护大脑的作用。可以把豆浆、牛奶、鸡蛋等作为早餐。

其次，由于脑力劳动者长期在精神紧张的环境中工作，午餐就应该选择脑磷脂和卵磷脂含量丰富的食物。因为它们具有补脑的作用，能够使人精力充沛，延长学习的持久程度，预防神经衰弱。鱼可以提供丰富的脑磷脂和卵磷脂，因此午餐吃鱼是最佳选择。

最后，晚餐应该减少纯糖、纯油脂食物的摄入量，多吃蔬菜、水果，科学安排一日三餐。

（二）体力劳动者的饮食安排

体力劳动者每天消耗的热量比脑力劳动者高，因此，在饮食安排上，应该满足一天的热量需要。有些特殊劳动者，会接触到有毒化学物或粉尘。因此对体力劳动者来说，饮食安排尤为重要。

早餐可以吃些包子、糖炸糕、肉卷等，能够提供充足能量应对上午的体力劳动，同时可以喝一些豆制品，适当补充身体所需营养。

午餐应该选择热量高的饮食，加大饭量来补充上午的消耗，同时保持足够的体力以完成下午的劳作。此外，由于体力劳动者出汗较多，会流失体内的氯化钠，这时候可以补充一些氯化钠，在食物中适当多加一些盐分。

晚餐适合吃些素菜和粗粮。素菜可以增加人体内的维生素C、复合维生素B等元素，平衡一天的营养需求。

对于特殊劳动者，由于接触到有害物质，应该在三餐适当加入豆制品、鸡蛋、鱼类和牛奶。多补充维生素C、复合维生素B和氯化钠。比如长期在粉尘比较大的环境下工作的人群，可以吃些鸭血，利于清肺。根据不同的工作环境选择合适的食物也很重要。

五 饭前喝汤，苗条健康

谚语解读

很多人对自己的身材不满意，纤体塑身的方法尝试不少，明显见效的不多。身体的胖瘦与吃饭有着不解之缘，单说吃饭的方法，不知你吃对没有？

俗话说"饭前喝汤胜过良方"，最近也开始流行一句经国内外科研证明且被科学家提倡的减肥口号：饭前喝汤，苗条健康！就是说即使你的肚子已经唱空城计很久了，也不要看见食物就狼吞虎咽，需先从容地喝几口汤，再慢条斯理地就餐，这样不仅会让你的身材苗条美丽，还能让身体健康少生疾病。

医学引据

老辈人中流传与"饭前喝汤，苗条健康"相似的一句俗语"饭前喝口汤，老了不受伤"，也有一句与之相反的俗语"饭后喝汤，越喝越胖"。医学证明，饭前喝汤有两方面的作用：

一是饭前喝汤能够减少固体食物对消化道的刺激。人在刚刚进食时固体食物易对消化道产生刺激，严重时会引起疼痛。如果在饭前喝些汤，可以滋润食管壁和胃壁，带动消化器官开始运转，由慢到快由弱到强，降低刺激。

二是在饭前喝汤可占据一定胃容积，能使接下来吃进的食物紧贴胃壁，人的食欲尽快得到满足，饱腹感提前，食量自动减少三分之一；进食速度相应减慢，食物有时间被充分咀嚼并与消化液混合，减轻了消化道的负担。如此日久天长形成习惯，自然能使人的身材苗条身体健康。

相反，"饭后喝汤，越喝越胖"。这是因为一方面饱腹后再喝汤"灌缝儿"无疑增加进食量，导致营养过剩，想增肥者可以适当尝试饭后喝汤；另一方面饭后喝的汤会稀释已经与消化液良好混合的食物，增加消化道的负担。

养生实例

苗条的广东人

我们惯用清瘦文弱形容南方男人,用娇小玲珑形容南方女人。特别是广东人,男性以瘦者居多;女性以娇小居多,最令人羡慕的是她们怎么吃都不胖。造成这种状况的原因,除地理环境外,饮食习惯也是很重要的因素。

大家都知道广东饮食以煲汤著称,广东人会根据季节、天气、人的体质等条件选用不同的新鲜食材,用陈年瓦罐,大火烧沸小火慢煨,用耐心与细心煲出款款清澈又浓醇的靓汤。他们习惯先喝汤,流连于美味靓汤后进食量自然减少很多,日久天长他们的食量就小得让北方人惊叹,也造就了广东美女海吃不胖的修身传奇。

养生启示

目前很多减肥机构和减肥专家借用广东人"饭前喝汤"的饮食习惯指导人们减肥,都取得了不错的效果。"饭前喝汤"的方法很简单,可以根据自己的情况灵活掌握。

(一)饭前喝汤之减肥

想要达到几天瘦几斤的减肥目标,需要正确地喝汤。

喝汤的时间以每顿饭前20分钟为宜;喝汤的量以半碗100~200毫升为宜;做汤的食材以低脂肪为宜,如萝卜、丝瓜、冬瓜、紫菜、海带、黄瓜、菌类等;喝汤的时候要小口慢喝,切忌狂饮。

简单的饭前汤做法:用一点点油把食材稍微炒一下,加少许食盐、味精调味后加水煮沸即可,家有骨头汤可放一汤匙,也可放一汤匙水淀粉。

(二)饭前喝汤之保健

日常饮食最好养成饭前喝汤的好习惯,方法很简单:喝汤的时间可以不限制,时间允许就距离吃饭时间长点,时间紧就在吃饭前喝几口即可;如果觉得单独做汤麻烦,可以把炒好的菜拨到碗里一点儿,加点儿水当汤喝就可以;或者喝几口米汤、汤面的面汤;再简单,喝水也可以。

如此简单的饭前喝汤能对消化道起到饭前"热身"的作用，对保养身体十分有益。

（三）饭前靓汤食谱

1．三皮汤

食材：新鲜黄瓜皮20克，新鲜冬瓜皮20克，新鲜西瓜皮20克。

做法：三种瓜皮洗净切小块，一起加水煎煮，加少许食盐调味喝汤。

作用：此汤更可健脾润肠道，通便利尿，长期饮用美容减肥效果佳。女性经期及体寒者慎用。

2．萝卜汤

食材：红萝卜（心里美）250克，白萝卜250克，姜10克。

做法：红白萝卜洗净切块，加入姜一起水煮，萝卜熟透后加入食盐调味，喝汤吃萝卜。

作用：萝卜通气，姜暖胃，此汤可疏通肠道，滋润保养脾胃，可用作减肥饭前汤。

清晨一杯水，生津润脾胃

谚语解读

一年之计在于春，一日之计在于晨。那么清晨的第一杯水就显得尤为重要。俗话说"晨起皮包水，睡前水包皮，健康又长寿，百岁不称奇"，这句谚语道出了养生的方法和健康的真谛。

"皮包水"指的是早起喝水，"水包皮"指的是睡前洗脚，清晨喝一杯水和睡前泡个脚是既实惠又实用的日常养生方法。在我们的生活中，习惯的力量很强大，水滴石穿，良好的生活习惯会在无形中给五脏六腑带来不尽的滋养。清晨一杯水，并不难，难的是坚持。

医学引据

水是人体正常生理代谢的基本物质,在人的生理活动中扮演着重要角色。人的体重中,水就占了60%~70%,是人体中不可缺少的重要物质。每个人一天摄入的水分总量(包括食物、水果中的水分)应在2500~3000毫升,才能满足身体的需要。

医学表明,早上起来,空腹喝一杯温开水,对身体大有好处。因为在前一晚的睡眠中,我们的皮肤排泄和呼吸中会有一部分水分的丢失,清晨起床后小便排出的液体又带走了大量的水分,所以清晨的时候,我们的身体正处于一种缺水的状态,急需补充水分。

清晨喝水可以补充水分,水除了对肠胃有一定的冲刷作用之外,还利于排毒润肠胃。此外,水还能促进血液的流畅,完成新一轮的循环,促进体内沉积的各种毒素的排出,保证皮肤的滋润,喝饱了水的皮肤就变得粉通通、水灵灵的,补水也能让人的大脑迅速恢复清醒状态。

不过医学专家提醒,早晨不宜喝搁置时间过长的水,并且清晨第一杯水以温白开水为宜。

养生实例

艺术家的养生传家宝

长寿老人胡家芝是一位艺术家,且身体非常健康,经常有人问她,如此高龄,怎么眼睛不花,身子这么硬朗?她回答说自己长寿是因为一日三餐简单,从不偏食,从不挑食。另外,她还有一个养生小秘诀:每天早晨先喝一杯水,这个习惯坚持了六七十年。对此她总结的好处是:睡了一夜,体内的水分会减少,早晨起来喝一杯白开水,能补充夜间身体失去的水分,还能清洁肠胃,促进血液循环,预防疾病。她的"养生法"成了传家宝,家人也养成了早晨先喝一杯水的习惯。

养生启示

清晨一杯水,生津润脾胃。补充水分谁都会,但是该怎么喝,什么时候喝，喝多少，知道的人恐怕不多了。其实这些都是深有讲究的。

（一）喝温开水好

医生建议最好喝温开水。因为在气温非常低的时候，可以不对肠胃产生过大的刺激，建议喝20～30℃的温开水。煮沸后冷却至25℃左右的白开水，有特异的生物活性，容易透过细胞膜，并能促进新陈代谢，提高人体的免疫功能。

（二）控制时间还有量

在早上起床后，我们喝的第一杯水非常重要，说得严重点这是一杯救命水。医生建议最佳饮用时间为早餐前15～30分钟，空腹小口喝下一杯约300毫升的水。一般来讲，一个健康的人每天喝7～8杯水，运动大或天气热时，饮水量要加大。

（三）别用饮料代替水

各种有糖分，或补充身体机能的汽水、饮料所产生的保健效果都不如白开水的明显。原因是水在沸腾的状态时然后再冷却下来，这种自然过程冷却的水是最解渴的，而且细胞非常容易吸收，能最大程度上促进人体的新陈代谢。人的身体在一整晚的休息中，代谢也在进行，则体内更需要一个推力来帮助物质的交换排泄，因此凉白开水是首选。

（四）老人尤其应坚持

老年人应坚持每天经常饮用适量水分，及时补充水分不仅可以保持血液流通畅快，改善内脏各器官的血液循环，更对肝、胃、肠、肾的代谢很有帮助，可促进废物排出，提高机体免疫力，减少疾病的发生，从而有效延缓衰老。

在早上吃早餐的时候喝一杯放少许盐的白开水，可以缓解便秘等疾病，还能清肠排毒。但是高血压、糖尿病、心脑血管疾病、肾功能异常者忌饮用。

七 多吃果蔬少吃肉，多喝绿茶多吃豆

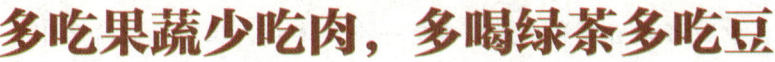
谚语解读

《汉书·郦食其传》中云："王者以民为天，而民以食为天。"中国很早就进入了农耕时代，现在已成为了一个农业大国。人们的生活从温饱水平提高到小康水平，过上了富足的生活。于是，顿顿吃起大鱼大肉来。有的人吃出了糖尿病、高血压、心脑血管疾病。其实，粗茶淡饭才是最佳的。只有"多吃果蔬少吃肉，多喝绿茶多吃豆"才能使身体健康轻盈，肠胃顺畅。

俗话说"是药三分毒"。一旦生病，就大量地吃药，只能使身体处于一种恶性循环当中。如果不想变成不堪一击的"药罐子"，那么，就要尽早地从饮食入手，积极采取食补的正确方法。

医学引据

《黄帝内经》中有："饮食有节，起居有常，劳逸有度。"这"三有"就是中医养生的基本核心。其中，饮食有节，是长寿的关键。我们常说"病从口入"，饮食对于一个人的身体安康是非常关键的。

多吃水果和蔬菜能够增加钾的摄入，降低血压。蔬菜中含有较多的纤维素能促使肠胃蠕动，达到排便顺畅，减少便秘。水果中含有的天然色素，能够有效预防癌症。同时，多吃豆类可以摄取植物蛋白，增强身体的抗病能力，并且补充热量。

养生实例

长寿村的养生茶

在中国河北省邯郸市武安市有一个长寿村，位于摩天岭脚下。摩天岭山上物产丰富，有上千亩的野生连翘茶林，以及党参、丹参、黄芪、柴胡、何首乌等200多种中草药材。村民们采摘嫩叶，蒸制成茶叶，并用泉水冲泡，常年饮用，健体清神，故有"长寿茶"之称。

这里自建村以来，村民健康少病、世代长寿，平均寿命在85岁以上。原因是，人们饮食清淡、常喝绿茶，过着清心寡欲、自足自乐的生活。

养生启示

现在在食物的品种繁多，各类西餐食品如炸鸡翅、汉堡包、冰激凌都要少吃。因为炸鸡翅类的食物都有反式脂肪，也就是人造脂肪，吃到人身体里，会导致肝硬化、记忆力减退等症状。所以，我们要少吃人造食物，热量高且难以保证其卫生，要多吃自然食品。

（一）吃应季的蔬菜、水果

孔子说："不时，不食。"意思是说不吃不符合节气的蔬菜。顺应自然的生长规律，才是健康成熟的佳品。夏天的白菜，冬天的西红柿就含有过多的激素，常吃对人身体有害。应时的蔬菜和水果中不仅含有大量的维生素，还含有钾、钙、镁、铁等矿物质。春天要吃新鲜的小油菜、韭菜、青椒、蒜苗、豆芽等；秋天要吃梨子、柿子、萝卜、莲藕、山药等；夏天呢，西红柿、丝瓜、黄瓜、菠菜是不错的蔬菜选择；冬天，除了多吃油菜、白菜、山芋、红枣外，还要适量增加动物食品和海产品的摄入。

（二）饮用绿茶少喝饮料

现在，各种各样的饮料品种丰富，受到很多人的喜爱。有些人整天只喝饮料，甚至不喝白开水，不喝茶水。其实，常喝饮料不仅会使身体发胖，增加肝脏、肾脏负担，而且会刺激胃黏膜，降低抗病能力。所以，请一定要用绿茶来代替饮料。

绿茶中含有有助于延缓衰老的茶多酚。它有很强的抗氧化性和生理活性，是人体自由基的清除剂。茶多酚还有预防心血管疾病、抗癌、防辐射、抵抗病菌毒素、美容护肤、利尿解乏等作用，是强心健体的必备饮品。民间的长寿秘方有四喜：喜粗粮、喜番薯、喜吃醋、喜饮茶。饮茶不仅有益身心，还能护齿明目、减肥塑身。要注意的是，女性在经期不可饮用绿茶。

（三）做到"每天吃豆三钱"

民间有"每天吃豆三钱，何须服药连年"的谚语。吃豆，不仅可以防治一些疾病，而且还有辅助治疗疾病的作用。比如：豌豆含有丰富的维生素A，食用后有润泽皮肤的作用。黑豆是肾虚者的最佳选择。蚕豆有健脾利湿的功效，适合脾虚腹泻者食用。鹰嘴豆可以治疗支气管炎、黏膜炎、便秘、痢疾、肠胃胀气、皮肤瘙痒、糖尿病、高血脂等疾病。如果有上火的症状，可以饮用绿豆汤和红豆汤。而黄豆则是"豆中之王"，营养最为丰富，经常食用黄豆及豆制品之类的高蛋白食物，能使皮肤细嫩，有弹性，使肌肉丰满结实，使毛发乌黑亮泽，使人延缓衰老、延年益寿。

八

食物缺了钙，骨松牙齿坏

谚语解读

电视上常常出现钙中钙的广告，"一天五片钙中钙，腰不酸了，腿不抽筋了，一口气上五楼"，就是因为这句广告词，钙中钙也在全国打出来名气。这个广告体现了现代人对于补钙的重视。

而民间流传着这样一个谚语"食物缺了钙，骨松牙齿坏"，这句谚语告诉我们，钙对人的骨质起到决定性作用。平时我们应该从饮食中选择钙质丰富的食物，来补充身体的钙质。

医学引据

中医名著《黄帝内经》记载"五菜为充",意思是,白菜、萝卜、芹菜、豆类中含有丰富的钙质,多吃有益于身体健康。在蔬菜中含有的钙质是比较容易被吸收的。中医营养学家提出,如果想补充钙质,选择含钙量比较高的蔬菜是最佳的。早在古代,人们就开始研究怎样才能补充骨需要的钙质了。

现代医学认为,钙是人体骨骼组成的重要部分,其余的主要是以离子状态分布在身体各个部分。钙在身体各个部分维持着细胞正常的运作。钙能够促进骨骼肌、心肌的收缩。如果我们每天摄入的钙不足,人体就会出现不良的症状,如情绪不稳定、睡眠质量不好。孕妇、婴幼儿和老人是缺钙的高发群体。孕妇如果缺钙一方面会影响体内胎儿成长;另一方面,很容易发生抽筋。婴儿如果缺钙,很容易造成骨骼发育不完全,出现佝偻病、长不高等症状,从而影响发育。老人如果缺钙,会导致骨质疏松、骨质增生、手足抽搐、老年痴呆症等。

这些都说明,钙对每一个人来说是很重要的,因此,我们在日常生活中一定要注意钙的补充。

养生实例

不缺钙的德国人

德国是一个"补足了钙的国家"。在那里就算是年过六旬的老人,都十分在意自己的形象。他们希望老年时依然身材挺拔,而不是骨干萎缩、佝偻。而医生们也经常会提醒人们注意爱护骨骼,多补充钙质。平时还经常发一些关于补钙的小册子,来引导大家正确地补钙,因为宣传到位,很多德国人都知道骨骼对身体健康的重要性,他们会自觉地给骨骼足够的沉积时间,日常会做调解关节、软组织和骨骼的活动,所以他们的衰老速度相比其他国家的人们更缓慢。

一个人的生活质量直接受到对自身了解的程度的影响,我们应该也像德国人一样,关心好自己,补足钙。

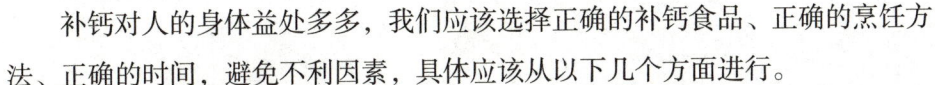

养生启示

补钙对人的身体益处多多,我们应该选择正确的补钙食品、正确的烹饪方法、正确的时间,避免不利因素,具体应该从以下几个方面进行。

(一)饮食补钙效果好

现在市面上有很多补钙产品,宣传也铺天盖地,但是实际效果如何还有待考证。日常生活中,我们可以依靠饮食来补充钙质。豆制品、虾、海带、紫菜、蔬菜等都含有大量的钙质,是补钙的最佳选择。但是其中补钙效果最好的,还是牛奶。如果每天坚持喝牛奶,不仅能够补充足够的钙质,还能够预防高血压和脑卒中。

(二)烹饪偏方助吸收

挑选正确的补钙食品后,就面临怎样烹饪的问题。同样的材料,不同的做法,能够起到不同的效果。因此我们在选择烹饪方式的时候,应该掌握一些小技巧。比如,在熬排骨汤的时候,可以放入一些醋,有助于骨骼中的钙质释放到汤中。油炸鱼的时候,也适当加点醋,这样有利于人体对钙质的吸收。

(三)夜间补钙效果好

通常情况下,补钙应该在晚上进行,因为人体在夜间的时候最需要钙,而且夜间钙质比别的时间吸收得快。人体血液中需要的钙质,这时候可以很快地从我们进食的食物中吸收。所以,如果喝牛奶补钙,可以选择在晚上,但是不要空腹喝牛奶,应该先吃些面包,然后再喝牛奶。晚上不宜过饱,补钙应该选择在进食前一个小时或者半小时。

(四)锁住钙质防流失

很多人喜欢喝可乐,其实可乐这类的碳酸饮料是极容易造成钙流失的。因为可乐中含的碳酸会和身体内的钙质发生反应,引起钙流失。此外,阻碍钙吸收的还有食物中的草酸成分,因为草酸容易和身体中的钙发生化学反应,减少钙质的吸收。所以在烹饪菠菜、竹笋等草酸类食物的时候,切记要先放在热水里面泡一泡再食用。

九
莫吃空心茶，少食中夜饭

谚语解读

关于喝茶吃饭，老祖宗们有许多心得，如"莫吃空心茶，少食中夜饭""饮了空腹茶，疾病身上爬""人欲寿长久，夜饭需减口"等。这些谚语告诉我们，不要空着肚子喝茶水，尽量少吃夜宵，这两种饮食行为对身体都有损害。

毫无疑问，喝茶对人的身体确实很有好处，但是如果饮茶的时间和方法不对，不仅对身体没有益处，还会反过来伤害身体。吃夜宵可以补充身体能量，但是，夜宵也不能随便吃，否则容易导致不良症状。

医学引据

李时珍在《本草纲目》中对茶这样描写："若虚寒及血弱之人，饮之既久，元气暗损。"常饮茶会"瘠气侵精，终身之害""多服少睡，久服瘦人"。由此我们看出，饮茶不当会危害身体健康。

现代医学证明，茶叶中含有咖啡碱成分，空腹饮用茶水容易使肠道吸收过多的咖啡碱，导致肾上腺皮质功能亢进，出现心慌、尿频等反应。同时空腹饮用茶水容易稀释胃液，降低消化功能，引起胃部疾病。

如果茶叶中的不良成分被血液吸收，会引起头晕、心慌、手脚无力、神情恍惚等症状。

养生实例

喝茶一定好吗

北京某医院消化内科针对有空腹喝浓茶习惯的老人做了一项调查。调查结果显示，喝浓茶不仅起不到提神通便的作用，而且对身体也不好。对于一些有便秘的老年人，尤其不宜在早晨起来就空腹饮茶，特别是浓茶，这样会加重肠胃负担，加重便秘，最好是起床后喝温水、牛奶或豆浆等。事实证明，茶并不是对所有人都有好处的，要选择适当的时间、正确的饮茶方法。这样才能更好地达到养生的目的。

养生启示

"喝茶有益健康"这句话并不是绝对的，如果我们不了解自己的身体状况和茶的特性，食用不当，不仅起不到养生的作用，还可能成为健康的杀手。因此我们应该找到合适的饮用方法和饮用时间。切不可乱用，危及健康。

（一）饮茶禁忌

（1）饭后不可饮茶：有些人有饭后饮茶的习惯，实际上这个习惯不利于营养物质的吸收。因为茶中含有的大量单宁酸，会与蛋白质、铁质发生凝结，阻碍身体对蛋白质、铁质的吸收。

（2）肝脏病人忌饮茶：肝脏不好，或是患有肝功能疾病的人是不宜饮茶的。因为茶叶中的咖啡碱物质一般通过肝脏功能代谢，饮茶过多容易加重肝脏负担，进而损害肝脏。

（3）孕妇忌饮茶：在怀孕期间，要特别注意选择饮品，并不是所有的养生饮品都适合在这时候饮用，而茶就是其中要避讳的饮品之一，因为茶叶中含有许多不利胎儿生长的元素。

（4）醉酒慎饮茶：很多人认为茶可以解酒，其实不然，茶有兴奋神经中枢的作用，还会加重心脏的负担。此外，饮茶利尿，会使酒精未完全分解就被排出，对肾脏有很大的刺激作用。

（5）生理期不可饮茶：有喝茶习惯的女性，最好在生理期停止喝茶，可以多喝热开水或是红糖水，因为喝浓茶可能会引起经期综合征。

（二）注意夜宵选择

很多人晚上有吃夜宵的习惯，有些是因为饥饿，有些是因为工作需要。晚上进食应该选择一些清淡、易消化、适量的食品，如豆类、粥或水果。选择对的食品作为夜宵，不仅能够补充能量，而且能够美容还不发胖。这里推荐几种做夜宵的食物。

（1）果蔬类：如果家庭配备一台榨汁机，那么果蔬类型的晚餐将会是很好的选择。我们可以用苹果、胡萝卜混牛奶、蜂蜜制成美味的果蔬汁。也可用香蕉、木瓜和优质酸奶放在榨汁机中制成果汁，不仅营养丰富，而且能提供足够的能量补充体力所需。对于加班的白领女性，猕猴桃、橙子、绿柠檬的组成将是爱美女性的最佳选择。因为果汁中含有丰富的维生素C，能起到良好的改善皮肤的作用。

（2）豆类粥：红豆好处极多，如促进大肠蠕动，增加排尿，减少便秘，帮助清除下身脂肪等。在晚上喝上一碗红豆粥，不仅是美味的甜点，还是最好的夜宵。

（3）沙拉类：木瓜是很好的丰胸食物，它能够清除因为吃肉而积蓄的脂肪，其中的果胶成分有助于体内废物的排出。不仅能够达到修身型的效果，还能够排出体内的废物。在晚上饿的时候需要补充食物，不妨吃点木瓜沙拉。

十

一天一口酒，能活九十九

谚语解读

"一天一口酒，能活九十九"是我们在生活中经常能听到的谚语。酒在人们的养生词典中总是备受争议，过度饮酒会导致肝硬化等多种疾病，但事实上少量饮酒，酒就能成为一种治病的良药。

酒由高粱、大麦、米或者葡萄等为原料酿制而成，乃食物之精华。成书于汉末的《名医别录》中记载"酒味苦，主百邪毒，行百药"，说明酒不但能入药驱邪，还能通血脉行药势，作为药引。可见酒自古以来就被当做养生保健之佳品。

医学引据

少量饮用酒类有益身体健康。东晋时张湛所撰的《养生要集》中记载"酒者，能益人，亦能损人。节其分剂而饮之，宣和百脉，消邪却冷也"。据研究酒中所含的乙醇可扩张血管，少量饮酒能使神经兴奋、肌肤温暖，促进血液循环，使人产生快感。

适量饮用低浓度的酒还能增加胃的吸收机能，以糯米为原料的米酒，及以大麦芽为原料的啤酒效果最为显著。它们富含对人体健康有益的营养物质氨基酸和维生素。少量饮之，能起到降低胆固醇、肃清脂肪的功效，此外，酒对促进人体新陈代谢也有一定好处。

酒中最常入药的是烧酒。清代医家王士雄著的《随息居饮食谱》中记载"烧酒，性烈火热，遇火即燃。消冷积，御风寒，辟阴湿之邪，解鱼腥之气。阴虚火体，切勿沾唇；孕妇饮之，能消胎气。汾州造者最胜。凡大雨淋身，及多行湿路，或久浸水中，皆宜饮此，寒湿自解"，足见烧酒活血解寒的功效。

然而多饮酒则不宜。古语有云"若升员转久，饮之失度，体气使弱，精神侵昏。宜慎，无失节度"，意为多喝酒就会使身体中气流失，精神委靡，举止失态。

养生实例

长寿老人与她的锡酒壶

有许多长寿老人都喜欢喝酒，家住山东省莱芜市东风社区的刘月英老人就是其中之一。她已有九十多岁高龄了，依旧性情开朗，思路清晰。记者采访问到老人长寿经验时，老人指着她的锡酒壶说："这要多谢它，我每天都要喝酒，每天中午半茶碗，晚上半茶碗，加起来一天要喝三两酒。我每天就喝这锡酒壶装的三两酒，绝不多喝，也不少喝。"刘月英老人从六十多年前开始喝酒，并从那时起养成了每天喝点酒的习惯，算起来这个只装三两酒的锡酒壶已经陪伴刘月英老人三十余年了。刘月英老人说："一天喝两盅，活到九十九。"祝愿她能够顺利达成心愿。

养生启示

刘禹锡有"今日听君歌一曲,暂凭杯酒长精神"的诗句,这句诗充分表明了饮酒能给人们带来快乐,助长精神,但同时这种欢乐是暂时的。我们要学会正确饮酒,使酒发挥其保健效用,为我们的健康长寿服务。

(一)壶中乾坤——酒的妙选

正确的饮酒首先在于酒的选择。要尽量选择酒精度数低的酒饮用,其中葡萄酒度数较低,堪为饮酒保健首选。选购红酒的时候,一定要买真正葡萄酿造的红酒,而不要购买添加色素的勾兑品,最好选择有品质保障的厂家。至于保健酒,许多商家在宣传时常夸大其效果,消费者应当慎重选购。

(二)借酒消愁愁更愁——不可贪杯

酒的不良反应早已被人所认识,自古就有"阴虚、失血及湿热甚者忌服""空腹饮酒醉必患呕逆"的说法。

酒精对神经中枢有麻醉作用,大量摄入会导致大脑麻痹,因此可能成为健康隐患。此外,酒精引起的兴奋与真正的兴奋不同,它是通过抑制大脑活动造成的兴奋假象,这也是人们饮酒之后可能举止失度的原因。正如诗云"举杯消愁愁更愁",醉酒醒来不但不能排解忧愁,反而会徒增更多的烦恼。因此,切记饮酒要适量,高度白酒每日饮用量最好不要超过二两,低度酒每日也最好不要超过三两,不可贪杯。

(三)酒是一把双刃剑——注意禁忌

二十岁之前的青少年不宜饮酒。酒精对他们的身体会起到很大破坏作用,还可能导致上瘾。睡觉前不宜喝酒,否则会降低睡眠质量,尤其过量饮用会导致浅眠,醒来后依然有疲劳感。

饮酒之后切记不可受寒。虽然饮酒会使血管扩张,加快血液运动,使人感到温暖。但由于它起到的只是暂时升发的作用,同时皮肤血管扩张使热量容易散失。即使因饮酒发汗也一定要注意保暖,不可借酒劲长期处于寒冷环境之中。

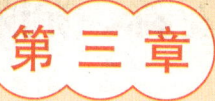

第三章

药膳偏方，
不求医来不求仙

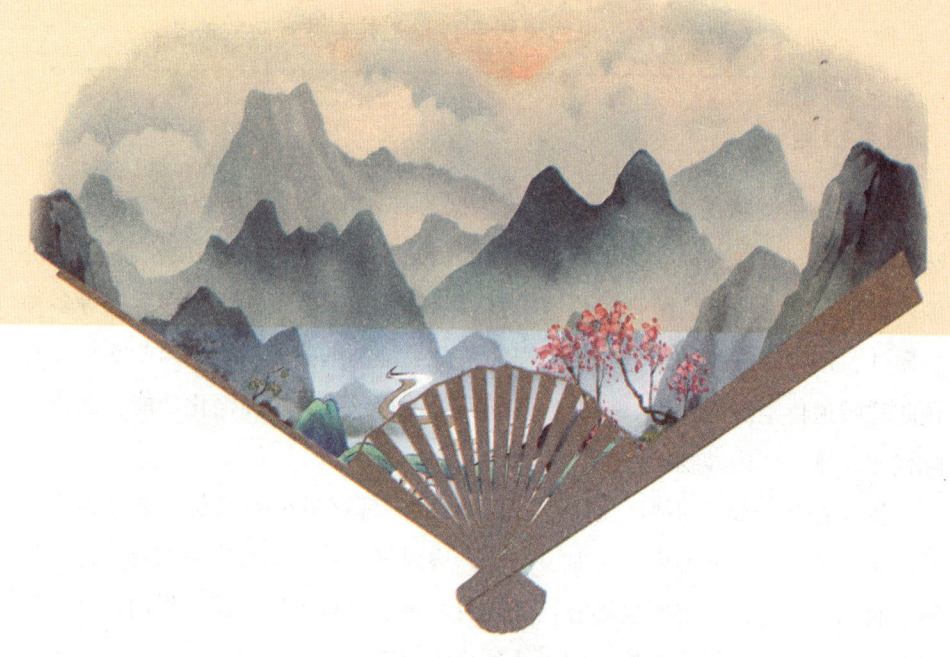

中医养生，源远流长，"药膳"就是其中的一个重要组成部分。世界医药之父希波克拉底曾说："你的食物就是你的医药。"

"药膳"是在传统"食疗"的基础上，进一步将食物与药物相结合，运用传统的饮食烹调技术和现代加工方法制成的。色、香、味、形俱佳，具有养身防病、治疗康复和益寿延年的功效。诚如谚语所说"要想能长寿，天天吃黄豆""一天一苹果，医生远离我"，在自然疗法日益流行之际，药膳也越来越深入人心，为人们所信赖。现在就让我们开始中华药膳的美味之旅吧。

吃好葱姜蒜，病痛少一半

谚语解读

俗话说得好，"吃好葱姜蒜，病痛少一半""男子不可百日无姜""早吃三片姜，胜过人参汤""大蒜是个宝，抗癌效果好；大蒜不值钱，能防脑膜炎"。这些谚语告诉我们葱姜蒜对人体具有非常奇妙的药用价值，它们不仅是日常生活中的调味品，还是具有神奇功效的良药。

医学引据

葱不仅是调味品，更是治病良药。据《神农本草经》记载，"葱性温，味辛平；入肺、胃二经"，具有"发汗解表，散寒通阳，解毒散凝"的药用价值。根据营养学原理，葱营养价值丰富，除富含胡萝卜素、维生素、铁等多种物质外，还含有挥发油，具有相当强的杀菌及抑制细菌的功能。因此吃生葱有预防呼吸道传染病的作用。另外，葱还可以治疗感冒，增强消化功能，加快新陈代谢，排出体内秽物。

生姜则具有温中止呕、解表散寒等功效。现存最早的中药专著《神农本草经》曾记载，姜有温中、止血、出汗、逐风等功效，能治疗湿痛及受冷之腹痛、腹泻。另外，生姜所含姜醇、姜烯及姜辣素具有镇痛、消炎作用。当牙痛时，切一小片放于牙痛部位，即可达到止痛效果。

大蒜具有杀菌作用，根据西医理论，大蒜中含有一种杀菌力很强的大蒜素，能杀灭多种病菌。每当季节交替时，人们容易患上肠道传染病，这时每天吃几瓣大蒜可以达到预防肠道传染病的作用。把大蒜适量捣烂口服或用马齿苋60克，煎水冲泡蒜泥，经过滤后取汁，口服一日两次，可预防痢疾、肠炎等肠道传染病。用10%的大蒜汁滴入鼻孔，每次2~3滴，每日1次，连用两天可预防流行性感冒。

养生实例

喜食葱姜的百岁寿星王桂兰

山东大娘王桂兰生于1903年，今年108岁。这位健康长寿的老人养生的秘诀就与葱、姜有关。

王大娘年轻时候家境贫寒，饮食非常简单，后来过上了小康生活，食物的品种也变得名目繁多起来，但依然生活简单节俭，饮食清淡，很少吃肉，因为是山东人，餐桌上的主要食物是煎饼卷大葱。但是她却没有因为食物的简单而造成营养不良，丝毫没有缺钙或者缺少微量元素的症状。据了解，王大娘平时还有另一个习惯，就是经常吃生姜，据王大娘自己说，葱和姜是她平日餐桌上少不了的东西，正是如此简单的食物使王大娘成为老寿星。

养生启示

（一）葱——保护血管的良药

葱含有蛋白质、脂肪、糖类、维生素A、复合维生素B、维生素C以及钙、铁、镁等多种营养元素，对痢疾杆菌、葡萄球菌及皮肤真菌等都有抑制作用，可增强人体免疫力，预防呼吸道及肠道传染病流行。对于怕冷、低血压、贫血的人，多吃些葱还可以补充能量。对于眼睛易疲劳、出血、失眠和神经衰弱的人，多吃葱可以兴奋神经而使人的精力倍加充沛。

另外，葱的刺激性气味能祛除腥膻等菜肴中的异味，并有较强的杀菌作用，可以刺激消化液的分泌，增进食欲。烹饪建议：烹调贝虾蟹类海鲜的时候可以多放些葱，因为贝虾蟹类属寒性，多吃还易过敏，而葱恰好既能缓解贝类的寒性，而且可以抗过敏，避免食用贝类后产生咳嗽、腹痛等轻微过敏症状。

（二）姜——食物中的阿司匹林

生姜具有清胃、促进肠内蠕动、降低胆固醇、治疗恶心呕吐、抗病毒感冒、稀释血液和减轻风湿病等多种功能，在烹饪时放点姜，不但能调出美味，更有助于身体保健。烹饪建议：姜适合用来烹调鱼类。由于鱼类大多腥味重，性寒，食之不当会产生呕吐等不良反应；而生姜味辛、性微温，正好可以中和鱼类寒性，还可解腥味，同时还可以帮助消化。所以做鱼的时候不妨切一些姜丝放入其中调味。

（三）蒜——天然抗生素

大蒜具有杀菌、杀虫、解毒、防腐等功效。可以切片、捣烂或绞汁食用。大蒜中含有一种杀菌力很强的大蒜素，能杀灭多种细菌和病毒。每天食用新鲜大蒜并长期坚持下去，可以起到增强人体免疫力、防病治病的作用。

烹饪建议：蒜能提味，因此在烹调鸡肉、鸭肉、鹅肉等动物内脏时应该多放蒜，由于气候和土壤的关系，春天生长出来的葱、姜、蒜不仅仅是香料，营养价值相对于其他季节更高，还是特殊的补品！

二

天天吃醋，年年无灾

谚语解读

"天天吃醋，年年无灾"这句谚语中所说的"吃醋"可和风花雪月的情场故事毫无关联，老祖宗告诫我们，每天适当吃些食用醋，并且常年坚持，就能身强体健，不受疾病困扰。

醋在古代也称为醯、酢等，是厨房里历史悠久且必不可少的一种调味品，它可以开胃消食，更能杀菌消毒，防病治病，有晋中俗语"家有二两醋，不用去药铺"为证。当今的醋更是走出了厨房，成为养生保健、美容养颜的时尚宠儿。

医学引据

醋经常以调味品、大众保健品和辅助药物的角色出现在养生、医学典籍里面。

中医中认为，醋味酸苦，性温，入肝经，有生津开胃、助消化、散淤、止血、解毒、杀虫之功效；可解鱼、肉、菜的毒性。

五代时期集诸多草药典籍编撰而成的《日华子诸家本草》中记载，醋"下气除烦，破症结。治妇人心痛，助诸药力，杀一切鱼肉菜毒"。

清代王世雄所撰的著名营养学专著《随息居饮食谱》中记载，醋可以"开胃，养肝，强筋，暖骨，醒酒，消食，下气辟邪，解鱼蟹鳞介诸毒"。

现代医学证明，醋的神奇作用在于所含的醋酸及维生素、氨基酸、醛类化合物营养物质。醋酸在醋中的含量一般为1%～5%，能够抑杀甲型链球菌、卡他球菌、肺炎双球菌、白色葡萄球菌、流感病毒等致病微生物，醋还具有强健脾胃的功能；维生素和氨基酸等营养物质，为人体提供一定的营养，加上醋酸的柔和刺激使醋具有了保健、美容的妙用。

养生实例

抗癌老醋工陈励民

四川盆地西北部是我国癌症的高发区之一。我国四大名醋之一的保宁醋总厂也坐落在这一区域内，令人称奇的是，醋厂建成五十多年以来，其员工竟无一人死于癌症，具有代表性的是该厂的老醋工陈励民。他于1973年被确诊为膀胱癌，手术后医生说他最多可以活三年，但之后这位传奇的老醋工健康地生活了36年。术后除正常服药外，陈励民继续坚守自己的酿造岗位，退休后仍旧经常到酿造车间走动，并坚持锻炼和喝醋。2009年88岁的陈励民去世前除听力衰退外，并无其他疾病困扰。

养生启示

（一）坚持"吃醋"能保健

"天天吃醋，年年无灾"，老祖宗告诉我们醋对人体有保养作用，更通过"天天""年年"等字眼传达了养生的关键——坚持！

三天打鱼两天晒网地吃醋作用不大。醋中所含的醋酸及特殊营养物质可以说是微量的，所以只有"绳锯木断、水滴石穿"般的坚持，"天天吃醋"长期积累才能达到养生保健、美容护肤的目的。

当然也不可盲目求快短期内过量服用。《金匮要略》曾经指出："凡饮食滋味以养于生，食之有妨，反能为害。若得宜则益体，害则成疾，以此致危。"醋中的醋酸过量服用会损伤脾胃，溶解人体的钙质，过犹不及。

科学研究表明成年人每天最佳吃醋量在20～40克，最多不能超过100克。

（二）如何"吃醋"有讲究

除了炒菜做饭加醋之外，一日三餐尽量将一些合适的食物蘸着食醋吃，比如熟食肉类、凉拌菜、面食等，可口之外，还能帮助消化增加营养吸收。

醋的酸度较大，直接喝超市买来的米醋、陈醋不仅难以下咽，长期如此还会损伤牙齿，所以喝醋时最好用水稀释，一杯水放一勺醋，讲究的可以用吸管，把醋水直接送到咽喉。有条件的买醋饮料，如冰醋饮、贵妃醋、养颜醋、苹果醋等，每天约15毫升，天天坚持。可以疏通肠道、降低胆固醇、软化血管，使你神清气爽，身体强健。

注意，一定不要空腹喝醋。

（三）吃醋可美容

1. 美发

取醋200毫升加入500毫升水中，一起加热，趁热洗头，每天1次，坚持一两周可治愈脱发、头痒、头屑，此法长期坚持可以令头皮清爽，头发乌黑亮丽，醋水洗头天然无污染，造价低，其功能胜过一些昂贵的洗发水。

2. 美肤

先把脸洗干净，再取温水加入食醋，以水不变色为宜，浸润5分钟，再用清水冲洗。长期坚持可以使皮肤细腻柔和，光洁不生色斑和皱纹。劳累后这样洗洗脸，还可以去除倦容，重焕光彩。

洗澡时，在水中加入少量食醋，可以柔和地刺激皮肤，增加营养，杀灭皮肤上的细菌，使肌肤越来越嫩滑，洗完之后倍感舒适。

三

要想人长寿，天天吃黄豆

谚语解读

谚语说得好"抗癌蛋白最优秀，吃肉不如吃黄豆""要想人长寿，天天吃黄豆""有钱吃肉，无钱吃豆"，这些关于黄豆的谚语恰恰说明了黄豆具有较高的营养价值。现代营养学也证明，干黄豆中蛋白质含量达到了40%，远远超过了其他粮食的蛋白质含量，而且它所含蛋白质的营养价值较高。

医学引据

我国中医里有很多关于黄豆功效的记载，《神农本草经》上说生的黄豆性甘味平，可以除肿止痛；《食物本草会纂》上说黄豆有宽中下气、消水去肿毒的作用；《延寿书》上则说将白豆腐煎食可以治疗慢性痢疾，对于跌打损伤导致的肿痛可以用白豆腐贴患处，几次即愈；古时豆芽被叫做大豆黄卷，《神农本草经》上有大豆黄卷，性甘味平，主治风湿麻痹痉挛膝痛。

黄豆的营养价值非常丰富：首先，黄豆的蛋白质含量相当高，研究表明，其蛋白质含量是猪肉蛋白质含量的2倍，是鸡蛋蛋白质含量的3倍，是牛奶蛋白质含量的12倍；其次，黄豆中的脂肪含量高于其他的豆类作物，出油率可以达到20%；再次，黄豆富含维生素A、维生素B、维生素D、维生素E及钙、磷、铁等多种矿物质。平均0.5千克黄豆中约含铁质55毫克，而且这些铁质容易为人体所吸收，因此常吃黄豆可以治疗缺铁性贫血。此外，0.5千克黄豆中所含磷元素约为2855毫克，而磷元素对于大脑神经发育非常重要，正值发育期的青少年适宜多食用黄豆类制品。

养生实例

韩国长寿老人喜食黄豆

近日韩国的一项调查显示,在韩国超过100岁的老人大多数生活在没有污染的黄豆种植地区,这种现象引起了人们的重视。有关人士在对韩国的254个地区的将近1000名百岁以上老人进行调查后,得出了以下结论。

在韩国百岁高龄老人居住比较密集的十多个地区中,有5个地区位于有黄豆生长的全罗南道。在全罗南道的农村地区,超过百岁的长寿人口比例,大约是韩国全国百岁人口比例平均值的10倍。

经过细致的观察,这些长寿老人具有一些相近的生活习惯和饮食习惯,例如大多数老人都喜欢吃水果、黄豆、菌类和蔬菜。按他们所吃的食物计算,每天摄入的热量平均为1.284千卡,仅占正常人标准量的77%,而他们蛋白质和铁的摄入量却超过了标准量。其中尤以黄豆蛋白质含量最高。这个研究表明,经常食用黄豆的确对人体健康有益,利于长寿。

养生启示

黄豆产品的营养价值十分丰富,具有高蛋白低胆固醇的特点,适合各个年龄段的人食用。中老年妇女经常食用黄豆可以补充雌性激素,缓解更年期症状;青少年食用黄豆有利于大脑发育;中老年和肥胖人士可以通过多食用黄豆少食用肉类达到避免肥胖和高胆固醇的作用,还可以预防心脑血管疾病。这里推荐一些比较不错的黄豆食谱。

(一)精选食疗方

黄豆及其制品还是不可多得的药材,经过一定的加工可以达到食疗的作用:取黄豆皮200克,用水煎过后,分3次服用,每天1次,可以治疗便秘;取豆皮适量,炒焦后研成粉末,每次取半勺,温开水送服,1日2次,可以治疗腹泻;取黄豆1把,葱白3根,白萝卜3片,用水煎过后服用,可以防治感冒。

(二)特色食谱

黄豆煲猪手

食材:黄豆400克,姜适量,花椒适量,肉蔻1颗,香叶1~2片,大料2

粒,葱段1个。

做法:首先,在做菜之前,将黄豆用清洗干净,浸泡10小时。先在锅中加入适量冷水,放入猪手。分别加入料酒、姜片、葱段、大料,用大火煮,待水将要沸腾时,捞出猪手,清洗干净;另起锅,将锅中放入猪手、黄豆并加入姜片、香叶、肉蔻,加少许糖,加水,大火炖至烂熟;慢炖1~3小时,依个人口味加入盐、胡椒粉和香菜段。

作用:这道小菜不仅营养丰富,味道鲜美,还有美容养颜的作用,尤其适合爱美的女士。

(三)小贴士

在食用黄豆的时候,需要注意一些问题。由于生黄豆中含有一些有毒的物质,如果处理不当,或者在烹制过程中加热不充分,人食用后会导致中毒。所以在烹制黄豆类制品过程中,一定要保证食物已煮熟。

四

菠菜豆腐虽贱,山珍海味不换

谚语解读

"菠菜豆腐虽贱,山珍海味不换"这句谚语浅显易懂,但却揭示了菠菜、豆腐的价值所在。菠菜、豆腐虽然在日常生活中随处可见,价格实惠,但其营养价值往往高于一些昂贵的山珍海味,对人的身体健康益处良多。

菠菜与豆腐的搭配,不仅颜色鲜艳美观,更重要的是价格低廉而营养价值丰富,满足了人体对多种维生素和矿物质的需求,有益健康。

医学引据

一度热播的电视剧《还珠格格》中,夏紫薇为皇帝介绍的一道菜名为"红嘴绿鹦哥",原料正是菠菜。菠菜在中医学里有着很广泛的应用,唐代孟诜曾言菠菜能"利五脏,通肠胃热,解酒毒"。中国伟大的医药学家李时珍则指出菠菜具有"通血脉，开胸膈，下气调中，止渴润燥"的功能。古代时期人们将菠菜熬水外用，可治疗皮肤红肿和瘙痒，将新鲜菠菜捣碎成汁，常服可有效治疗夜盲症，因此在古代各种中药名录上都有它的记载。

豆腐相传为西汉时淮南王刘安所发明，距今已有2000多年的历史，一直是老少皆宜的家常食品。清代医学家王士雄所著《随息居饮食谱》对豆腐的功效做了全面的概括，称其可"清热、润燥、生津、解毒、补中、宽肠、降浊"。

在西方，菠菜、豆腐也备受推崇。美国很早就开始在小学生的食品中削减牛肉的分量，取而代之的就是豆腐及其他豆制品，甚至有科学家和经济学家预测，豆腐将成为21世纪风靡世界的热门食品。欧洲选择进口菠菜，将菠菜的根、叶、茎等各个部分制作成药物，用于治疗不同疾病，菠菜可谓"满身是宝"。

养生实例

菠菜、豆腐补钙健骨

北京空军航空医学研究所附属医院对部分骨质疏松和极易骨折的患者进行了临床观察发现：菠菜与豆腐不仅是一个很好的营养搭配，而且是补钙健骨的绝配。

钙的含量与人体内酸碱平衡度密切相关。当人体摄入过量的肉类食品时，就容易酸碱失衡，钙的排泄量就会增大。试验表明，100克菠菜中含钾量为311毫克，含镁量为58毫克，而钾和镁是人体内"骨钙素"形成的必要成分，若能多进食一些菠菜，就可以保证充分摄入钾和镁等元素，便能有效维持人体内的酸碱平衡，减少钙的排泄，起到维持和提高骨密度的作用，对人体的骨骼健康非常有益。而豆腐又是含钙量极高的食物，150克豆腐含钙就高达500毫克，远远超过了其他食品的含钙量。但菠菜含草酸较高，在烹饪前应先用沸水焯一下，并且处理好菠菜和豆腐的比例，多放豆腐少放菠菜。

养生启示

菠菜、豆腐做成汤营养价值极高，其中含有的氨基酸比例能够满足人体健康的需要，有降低血脂，保护血管细胞，预防心血管疾病的作用。而且汤中的维生素含量丰富，可以抗衰老，促进细胞增殖，既能激活大脑功能，又能增强青春活力，有助于预防老年痴呆症。

近来有人提出菠菜和豆腐同吃会影响人体对钙的吸收的观点，使这道菜品受欢迎程度略微降温，但专家认为只要食用方法得当，菠菜豆腐汤依然可以成为一道有营养的佳肴。

（一）菠菜豆腐可以搭配食用吗

有不少人认为豆腐不能和菠菜合煮，理由是豆腐中含有的钙质成分会与菠菜中含有的草酸成分进行化合反应，形成不溶性物质草酸钙，这种物质不容易被人体消化，形成沉积。其实，只要采取正确的烹饪方法和食用方法，菠菜和豆腐是可以搭配食用的。

医学专家认为："虽然菠菜含有的大量草酸能与豆腐中的钙形成草酸钙沉淀，妨碍人体对钙的吸收，但事物都有其两面性。单独吃菠菜，其中的草酸会结合胃内食糜中的部分铁和锌，而且草酸还能够进入血液，沉淀血液中所含的钙。所以，在食用菠菜前，应将菠菜在开水中焯一下，以去掉其中的草酸成分。此外，营养学家认为，平时不是经常吃菠菜豆腐的朋友可以完全忽略草酸钙的问题。二者搭配时要注意提高豆腐的比率，在烹饪前先用水将菠菜焯一下，就能有效过滤菠菜中的草酸成分，与豆腐一起做成味美有营养的菠菜豆腐汤。不过营养专家告诫大家这道菜虽有营养，但也不能天天食用，还应注意全面营养，均衡膳食。

（二）菠菜豆腐的黄金搭配

现代研究证实，菠菜含有较多的蛋白质、维生素、铁、钙等营养成分，而且还含有酶，能促进胃和胰腺的分泌，帮助人体消化，但菠菜在食用之前要注意处理其草酸成分，并控制量；而豆腐中含有丰富的钙和蛋白质。菠菜豆腐被称为黄金搭配，二者营养丰富，对急慢性肝炎、肝硬化及脂肪肝患者有辅助治疗效果，但由于存在钙吸收隐患，因此在烹调时，一定要注意搭配比例和烹调得当。

（三）经典食谱

健康之菜：菠菜豆腐汤。

食材：菠菜250克，豆腐300克，植物油15毫升，盐2克，味精1克。

做法：首先将菠菜根切掉，用清水洗净，再放入沸水中略烫煮，捞起沥干。

将豆腐切成块状，锅内加入适量的植物油，烧热后先放入菠菜，小炒片刻，再放入豆腐块，倒入少量水烧开，最后加入盐、味精调味，烧开后即可起锅装盘。

作用：清理肠胃，敛阴润燥；预防心血管疾病；使人肌肤细腻，容光焕发。

五

白菜吃半年，医生享清闲

谚语解读

白菜是我们日常生活中比较常见的蔬菜，素来有"菜中之王"的美名，民间有句俗语叫"鱼生火，肉生痰，白菜豆腐保平安"。还有句俗话，叫做"白菜胜于百菜"，又有"白菜吃半年，医生享清闲"的说法，可见白菜虽然普通，营养价值却不容小觑。

医学引据

我国古代医学认为，白菜性微寒、味甘，归肠胃经，经常食用可以起到解除烦热、生津养胃、促进消化、改善新陈代谢的作用；肺热咳嗽、便秘等患者多吃白菜，有益于早日康复。此外，根据清代《本草纲目拾遗》的记载，白菜汁，味甘性温无毒，对肠胃有好处，可以治疗胸闷烦热，解酒止渴，促进排泄，还有和中止咳的功效，冬天的白菜汁尤其是治病保健的上品。

营养学研究证明，白菜营养物质含量丰富，除含有糖类、脂肪、蛋白质、粗纤维、钙、磷、铁、胡萝卜素等元素之外，还含有丰富的维生素，其维生素C、维生素B_2的含量比苹果、梨分别高出了5倍、4倍；微量元素锌的含量远远高于肉类。

这些营养元素的养生价值非常高。白菜中含有的维生素C，可增强机体的抵抗力，可以预防和治疗坏血病、牙龈出血等疾病。白菜所含有的纤维素，可增强胃肠蠕动，减少粪便在体内的存留时间，帮助消化促进排泄，从而减轻肝、肾的负担，降低多种疾病的发生率。白菜中所含的果胶，还可以帮助人体排除多余的胆固醇。

养生实例

齐白石以画易菜

调查显示世界上长寿老人的十大饮食习惯之一就是他们都习惯常吃白菜，我国国画大师齐白石老先生曾经特意为大白菜作画一幅，并称白菜为"菜中之王"，还称赞"百菜也不如白菜"。

齐白石老先生到了九十几岁高龄仍然身体硬朗，可见老人颇有养生之道，齐老的养生有"七戒"，不抽烟不喝酒清心寡欲，心境平和，而且日常饮食也颇有讲究。齐老平时就很喜欢吃大白菜，无事时还会亲自去菜市场挑选白菜，据说齐老曾经用画换白菜呢。这个小故事至今传为佳话。

养生启示

白菜中钠的含量很少，不会使机体存储多余的水分，增加心脏负担。尤其对于中老年人和肥胖者，多吃白菜可以达到减肥的目的。此外，白菜还是预防疾病、净化血液、疏通肠胃、促进代谢的美味良药，各个年龄段人群均适合食用。

（一）白菜治百病

感冒时，可以用白菜加上葱白、生姜、萝卜等一起煎汤，每次饮用适量，一日三次，有很好的治疗作用；将白菜捣烂炒热敷胃脘处，可以起到治疗胃病、胃痛的作用；如果有皮肤过敏的不适症状，可以取白菜根、金银花、紫背浮萍等量用水煎服，或者捣烂涂抹患处，几次即痊愈，这种方法安全无副作用，而且对面部皮肤过敏症有很好的疗效。

（二）精选食谱

1. 白菜牛百叶汤

食材：白菜0.5千克，牛百叶0.25千克，姜3片，香油适量。

做法：将白菜、姜洗净，牛百叶浸透、洗净，切片。起锅放入适量油，微热后放入生姜、牛百叶爆炒一下，加清水适量，大火煮沸后，加入白菜文火煲约1小时，放味精调味食用。

作用：此菜不仅味美可口，还具有清热解暑、开胃和中的功效。尤其适用于感冒患者，或者烦热、周身不适者。也可作为夏天家庭常用菜。

2. 红枣豆皮白菜汤

食材：白菜干100克，豆腐皮50克，红枣10枚。

做法：将原料同时放入锅内，加清水适量，煮汤，熟后用油盐调味佐餐食用。

作用：此菜具有清热润肺的功效。美味可口，还适用于支气管炎患者，特别对秋冬肺燥咳嗽、胃热肠燥、大便干结等症状有缓解作用。

（三）小贴士

在烹制白菜的时候，我们要注意一些问题。首先，在切白菜的时候，宜顺丝切，这样白菜易熟。在烹调大白菜时不宜用煮焯、浸烫后挤汁等方法，以避免菜中营养素的大量损失。另外，值得注意的是腐烂的白菜含有亚硝酸盐等毒素，食后可使人体严重缺氧甚至有生命危险，一定不要食用腐烂变质的白菜。最后，大白菜在沸水中焯烫的时间不可过长，最佳的时间为20~30秒，否则烫得太软、太烂，就不好吃了。

六

多吃山药蛋，越长越好看

谚语解读

山药好处多，不仅能美容，更能延缓衰老。俗语"多吃山药蛋，越长越好看"道出了山药蛋在美容养颜方面的功效。另有民谚"早晚吃山药，肌肤永不老"点出山药在延缓衰老方面的功效。

在焦作地区，一直有"食补山药妙冬春"的说法。那里体弱多病的老人，从山药成熟一直吃到第二年的三四月份，他们认为山药具有滋补身体、延年益寿的功效。

在食疗美容界则有"多吃山药，身材好"的说法，认为山药含有足够的纤维，食用后就会产生饱胀感，从而控制进食欲望，是一种天然的纤体美食。

医学引据

古人早就发现山药是不可多得的养颜补品。被誉为"东方医药巨典"的《本草纲目》就认为其可以"益肾气，健脾胃，止泻痢，化痰涎，润皮毛"，即山药可以健脾胃，使肺气充足，皮肤自然就会白皙光滑，头发则会莹润顺滑。

美国最终寿命研究中心主席、药学博士尼克·德尔加研究员认为山药中含有天然的类雌性激素物质。多吃山药有助于人体内激素水平的调节，从而达到延缓衰老的目的。现代研究也表明，山药含有黏液质等多种物质，可以健脾、降血糖、抗衰老。

此外，山药中的黏液蛋白，是一种多糖蛋白质的混合物，它可以促进营养物质的消化吸收，避免脂肪的过度堆积，使肌肉发达，身体健美。

综上所述，山药具有保湿、润发、强肌、纤体等美容养颜的功效。

养生实例

白皙细嫩肌肤的陕西人

众所周知，陕西的夏天烈日炎炎，空气又干又燥，而陕西人尤其是陕西女子个个皮肤白嫩红润；陕西人酷爱吃容易导致发胖的面食，可奇怪的是陕西人中却鲜有肥胖者。

陕西人能在如此糟糕的气候条件下，在容易使人发胖的饮食习惯下，非但没有变丑，反而在皮肤、形体方面比其他地方的人略胜一筹，一个很重要的原因就是他们喜爱吃山药。

养生启示

吃山药既然有这么多的好处，那究竟山药怎么吃好，怎么吃才有利于养颜美容，怎么吃才能发挥山药的独特功效呢？接下来我们就给大家介绍一些利用山药来美容养颜的妙招。

（一）外敷类

保湿面膜

配料：山药500克，小米100克，适量炼乳，蜂蜜适量。

做法：先将山药洗干净，然后蒸熟；再将蒸熟的山药去皮，压成粉，并用筛子筛一下；然后将小米磨成细粉；再将米粉、山药粉及炼乳、蜂蜜放在一起调和均匀；洁面后，涂上该面膜约40分钟，再用清水洗净即可。

功效：山药含有多种营养物质，能够为我们的皮肤提供养分和水分，也有利于皮肤新陈代谢，对皮肤干燥、粗糙有明显的改善作用。干性皮肤的人尤其适用。

小贴士：肌肤易过敏者切记不可直接用新鲜的山药做面膜。因为新鲜山药黏液中的植物碱成分会导致过敏，直接敷在脸上，可能会引起红肿化脓。

（二）内服类

1. 瘦身排毒饮料

材料：苦瓜粉2匙，山药粉1匙。

做法：将苦瓜粉、山药粉放入杯中，用热水冲泡，加入蜂蜜（或白糖）搅拌饮用。

功效：山药是一种天然的纤体美食，它含有大量的纤维，高营养、低热量，且食用后让人有饱腹感，可以有效帮助我们控制饮食。饮料中的苦瓜则有减肥、降血糖、治疗痘痘、便秘等功效。将苦瓜和山药粉一起服用可增强减肥排毒效果。

2．调养气血、滋润肌肤的美味佳肴

材料：山药、青笋、鸡肝、盐、味精、高汤、淀粉。

做法：先将山药、青笋去皮、洗净，切成条状。用清水将鸡肝洗净，然后切成片状。将准备好的山药、青笋、鸡肝等分别用沸水焯一下。在锅内倒入食用油，并加入适量的高汤，葱花爆香，然后将焯过的原料放入锅内翻炒，勾芡后即可食用。

功效：山药能健脾益肾、补精益气，是极受中医推崇的养生佳品。而鸡肝则含有丰富的维生素A、维生素B_1、维生素B_2、维生素C和矿物质铁，不仅有利于雌激素的合成，还有补肝血、明目的功效。竹笋性味甘寒，具有滋阴凉血、清热化痰、养肝明目等多种功效。将山药、鸡肝和青笋三者合用则能起到调养气血、改善肤质的作用。

七

一日吃三枣，六十不显老

谚语解读

俗话说"一日吃三枣，六十不显老"，意思是说每天吃几枚枣，可以达到强身健体、修身美容的效果，让人延年益寿。

从古至今，歌颂大枣为保健佳品的名句不胜枚举，"五谷加红枣，胜似灵芝草""要想身体好，天天吃红枣""日食一枣，医生不找"等，都浅显易懂地揭示了大枣对于人体健康的巨大作用。

营养的丰富性、购买的便捷性及价格的合理性使大枣理所当然成为了人们生活中养生健体、养颜的最佳食品。

医学引据

大枣作为日常食物和中药药材，已有2000多年的历史。作为药材，大枣多应用于人体中气不足、脾胃虚弱、体倦乏力、食少便溏、血虚萎黄、妇女脏燥等症状的治疗，疗效显著。

《别录》等中医药典就指出，"枣，补中益气，强力，除烦闷，疗心下悬，肠澼"“润心肺，止嗽，补五脏，治虚劳损，除肠胃癖气"。

中医理论认为，枣性味甘平，入脾、胃两经，是绝佳的清润美容补品。大枣中饱含维生素，其中大量的维生素B可促进人体皮下血液循环，使人皮肤和毛发光滑润泽，平整面部皱纹。而维生素C具有很强的抗氧化性并能加速胶原蛋白的合成，可预防细胞老化，增强皮肤弹性，显现年轻面容。因此中医上将大枣称为"美枣"。

西方医学临床试验证明，枣是预防和治疗癌症的神奇药物，药效甚至赶超医疗化学试剂。大枣中的CAMP成分，可参与人体的细胞分裂与分化、类固醇生成等多种人体生理生化过程，并在一定程度上影响蛋白质的合成，因此CAMP成分对于肿瘤的治疗具有显著疗效。此外，该物质能够有效阻止人体中亚硝酸盐类物质的形成，从而抑制癌细胞的形成与增殖，甚至能够使得癌细胞向正常细胞进行转化。

另外，大枣中富含的三萜类化合物具有抑制癌细胞扩散的功效，尤其是大枣中的山楂酸成分，效力甚至超过了常用的抗癌药氟尿嘧啶，十分神奇。

养生实例

北方寿城——山东莱州

我国北方第一个长寿之乡就是位于山东的莱州，山东省莱州市的人均寿命已达75.95岁，高出全国4.95岁。相关调查研究发现，山东大枣是莱州人的常食之物，被称为"寿果"。莱州的百岁老人大多儿孙满堂，四世同堂或五世同堂非常多，家里几乎都是大枣不断，当外地人都惊叹不解莱州人的长寿原因时，当地专业的医护人员告诉大家，经常食用大枣就是其中的长寿秘诀，因为大枣中的多种维生素和皂类成分对防治心脑血管病、防癌抗癌等有积极作用。

养生启示

国外的一项临床研究显示：经常吃大枣的病人，身体恢复速度比单纯只吃维生素药剂的病人快3倍以上。这其实是因为大枣中含有多种生物活性物质，例如大枣多糖、黄酮类、皂苷类、三萜类、生物碱类等，对人体各个部位都有保健治疗功效。

大枣虽然有如此功效，但是若吃法不当，不仅会损伤大枣的营养成分，治疗效果也会大打折扣，若是与相克食物同食，则事倍功半了。那么，怎么吃才是既健康又经济呢？

（一）大枣做法

食用大枣时，如果采用煎煮的方法，一定要将大枣破开，分成3～5块，这样营养成分几乎可以全部煮出，比将整个大枣煎煮做出来的食品营养价值要高2～3倍。

（二）经典食谱

1. 木耳红枣汤

食材：干木耳50克，干枣70克，红糖10克。

做法：用水洗净木耳和红枣，再用冷水浸泡20分钟，将泡好的木耳、红枣放入锅内煮熟，加入红糖调味即可。

作用：气色不好、贫血的女性，可以在经前1周到月经结束后隔天服用。汤中的木耳可以清肺、益气，加上红枣的补血养颜的功效，将会让你的皮肤变得红润有光泽。

2. 首乌红枣粥

食材：何首乌粉25克，红枣50克，冰糖15克，粳米50克。

做法：将粳米、红枣加适量水熬煮成粥。待粥半熟时加入何首乌粉，边煮边搅至黏稠状，加入冰糖。

作用：此粥有养颜润发、补肝肾、通便解毒的作用，对肝肾两虚、精血不足有很好的疗效。

3. 红枣粳米粥

食材：当归15克，红枣、粳米各50克，白糖20克。

做法：将当归用温水浸泡片刻，加水200毫升，煎出100毫升浓汁，然后与粳米、红枣、白糖一同熬制成粥。

作用：每天早晚食用，可起到补血调经、活血止痛、润肠通便的功效。另外，对月经不调、气血不足、血虚头痛等病症有很好的治疗效果。

4. 红枣菊花粥

食材：红枣50克，粳米100克，菊花15克，红糖适量。

做法：红枣、粳米、菊花一同放入锅内加适量水熬制，煮至浓稠时再放入适量红糖。

作用：健脾补血，清肝明目，长期食用可使脸色红润，具有保健防病的作用。

5. 八宝红枣粥

食材：红枣30克，绿豆、黄豆、红豆、高粱仁各15克，花生仁、燕麦片各20克，糯米150克，适量冰糖。

做法：将所有食材放入锅中，加水用小火煮到烂熟，加入冰糖搅匀即可。

作用：此粥八味互补，营养丰富。

（三）食枣的禁忌

我们不能盲目地进行养生，在使用各种食物和营养品的时候一定要了解其具体的功效，对症下药才能达到理想的效果。我们强调食物养生并不代表吃得越多越好，而是通过观察自身的需要，采取不同的食用方法和数量来补充身体所需。红枣虽然是保健佳果，但其含糖量较高，所以有大便秘结、内热症状的人不适合食用。而且一次最好别超过20枚，因为大枣中的某些成分会损害人体的消化功能，引发便秘；过量食用大枣更会导致胃酸过多，引起腹胀。

八

桃养人，杏伤人，李子树下埋死人

谚语解读

水果的口感良好，并且含有丰富的维生素。常食水果，不仅可以体验到味觉上的享受，更可以增益身体健康。而在各种水果之中，桃、杏、李这三味更是让人留恋。

其实任何事物都如双刃剑，有利亦有弊，水果也不例外。俗语云："桃养人，杏伤人，李子树下埋死人"，从字面意思上看，桃子有助于养生，杏则会对人体造成一定损伤，而李子的伤害更甚。这句流传甚广的俗语是否科学呢？

医学引据

关于这三种水果的养生价值，我们的先人们经过千百年来的理论实践，为我们积累下了许多宝贵的经验。

桃养人：自古便有寿桃之称，古人对于桃的功用早已了然。古人认为桃有补中益气、养阴生津的作用，对气血两亏、面黄肌瘦者有调养作用。五代时期著名的本草书《日华子本草》中记载，桃是"肺之果，肺病宜食之"。现代医学验证，桃肉中富含的铁元素与果胶等有益成分有利于人体健康。

杏伤人：中医理论认为，杏味酸性热，有小毒，食用过多会伤及筋骨。北魏崔浩所著的《食经》中对于杏的看法是"不可多食，生痈疖，伤筋骨"，在《日华子本草》与宋代医书《本草衍义》当中，也强调杏"热，有毒"，并且"小儿尤不可食，多食致疮痈及上膈热"。现代医学证明，杏的酸性较强，食用过多会使胃酸激增伤胃，还容易腐蚀牙齿。

李子树下埋死人：这句话也并非空穴来风，明代医书《滇南本草》认为李子"不可多食，损伤脾胃"，而清代王士雄在其营养学专著《随息居饮食谱》之中也有过类似的表述，他说李"多食生痰，助湿发疟疾，脾虚者尤忌之"。药王孙思邈更是言其"不可多食，令人虚"。现代医学证实，李子食用过多会使人出现虚热脑涨等不适感，体质虚弱的患者应当少吃。

养生实例

长寿老人张民常

在我国，桃象征着长寿，不少长寿老人都喜食鲜桃，其中要以四川桂县老人张民常为代表。张大爷现年96岁，看起来却丝毫没有迟暮者那种特有的迟钝与呆滞。除了健康的生活态度以及严格的作息规律以外，张大爷平时对饮食也有其独特的见解，尤爱食桃。多年以来，老人的心肺功能良好，每天保持着长时间的户外运动，如此高龄还能拥有这样的体魄，一部分原因要归于老人喜食桃，桃不仅给他带来了鲜嫩的口感，更带来了一份额外的健康。

养生启示

"桃养人，杏伤人，李子树下埋死人"，老祖宗的养生谚语告诉我们在食用这三种水果的同时要注意他们的危害，那么，在平时生活中应该如何趋利避害，既享受到水果的美味，又将损害降到最低呢？

（一）桃——益气补血健胸肺

桃有非常好的补血功效，而且其铁含量较为丰富，气血两亏、面黄肌瘦、心悸气短尤其是缺铁性贫血的人士不妨多吃，常年为便秘、闭经、淤血肿痛等症状烦恼的女士也不妨将桃作为养生补品，既滋补又好吃。

此外，桃性温，能够消暑止渴，清热润肺，有"肺之果"的美称，适宜肺病患者食用。而且桃的钾含量较高，钠含量很少，水肿患者食用能有助病情缓解。

（二）杏——味酸伤胃勿多食

杏是一种营养价值非常高的水果，不仅果实营养丰富，杏仁也富含蛋白质、粗脂肪、磷、铁、钾、钙等营养元素。此外，杏有生津止渴、润肺化痰的功效，风寒肺病患者可以吃杏滋补。但杏肉食用有诸多禁忌：杏肉味酸，食用过多会引起诸多不良症状，如伤筋骨；严重时甚至会引起眉发脱落、视力减退等。一般来说每次食用3~5枚即可。而孕妇、儿童食用量要更少，否则容易长疮生疖。胃功能衰弱或者牙口不好的人也要控制摄入量，因为鲜杏带有比较强的酸性，会激增胃酸，伤害肠胃，同时也很容易诱发龋齿。

此外，喜食杏仁的朋友需要注意，苦杏仁中含有一种有毒的物质"氢氰酸"，这种毒物过量摄入，足以致命。

（三）李——食李乃是双刃剑

李子味甘酸，性凉，具有生津液、利小便、清肝脏等多种功效。但是，李子中果酸含量较高，过量食用容易引起胃痛。而未成熟的李子含有一定的毒性，不适合食用。古语云："李子不沉于水者有毒"，是因为根据中医理论，李子性热，过量食用会引起脑涨虚热、潮热多汗等症状。此外，李子不可与蜂蜜以及雀肉同时食用，否则会对内脏造成损害。

民间谚语之所以能够形成，必然经历了一段漫长的实践证明过程，"桃养人，杏伤人，李子树下埋死人"，虽然有些夸张之处，但还是有一定的道理。桃，杏，李，它们既是时令的鲜果，同时也同为中医的药材，含有丰富的营养，用于点缀生活再合适不过，但是在食用的时候都得注意适量。特别是体质稍有缺憾的人士，一定要注意这三种水果的食用禁忌。

九
一天一苹果，医生远离我

谚语解读

俗话说得好"一天一苹果，医生远离我"。

每天吃一到两个苹果，不仅犒劳了你的胃，解口渴，而且照顾了你的健康。有人曾这样描述苹果"气润体健身心悦，无人知是苹果功""日食一果，健康无忧""睡前吃苹果，医生全失业"，这些谚语形象地道出了苹果的养生奇效！

医学引据

古人早就发现了苹果的养生功效,称其为"超凡子""天然子"。我国保存较为完整的古代地方性本草书籍《滇南本草图说》中说苹果"治脾虚火盛,补中益气。同酒食治筋骨疼痛。搽疮红晕可散"。清代研究中医食疗法、养生保健的《随息居饮食谱》记载,苹果可以"润肺悦心,生津开胃,醒酒",经常吃苹果有愉悦身心、滋肺开胃、治脾虚补血气、醒酒的功效。如果筋骨疼痛,还可同酒一起食用,以缓解疼痛。

从营养学角度看,苹果中含有大量的维生素C、糖类、钾盐和胶质。这些元素不仅是我们身体需要的,更是健康的护卫军。英国一所大学的研究人员发现,每周吃5个以上苹果的人的心肺功能能得到很好的改善,并且大大减少患上气喘和哮喘病的几率。

养生实例

小张的苹果养生法

张素伊是某公司的职员,据小张讲述,她曾经也有过便秘的痛苦,她的一位医生朋友告诉她一些日常食疗方法,尤其强调苹果对补充身体必需元素的重要性,建议她每天吃2~3个苹果。于是她坚持每天早上空腹吃一个苹果,工作闲暇时也会吃一个苹果作为"休闲小食品"。就这样,小张不仅便秘不药而治,而且每天精力充沛,脸色红润。同事们知道后也"纷纷效仿",还送给小张一个"苹果美人,健康达人"的称号。

养生启示

作为一种美味而养生的水果,苹果被越来越多的人"追捧",在写字楼经常可以看到一些白领女性空闲时间吃个水果。许多人的亲身实践证明:经常吃苹果,能给我们的健康增添一道坚固的屏障。

(一)每日一苹果,疾病不找我

众所周知,口臭、贫血、皮肤老化、痔疮等病的根源就是便秘。每天早晨起床,空腹吃一个苹果,可以让你轻松远离便秘的困扰。苹果的含水量高达

85%，其所含的果胶、苹果酸和柠檬酸不仅促进消化，而且还有美肤、稳定血糖、消除便秘、预防高血压的良好功效。

苹果对不同人群有着特别的效果。女性常吃有很好的减肥效果；孕期的女子多吃苹果可以减少孕期反应；男性经常吃苹果能预防慢性前列腺炎，并且可以保护男性性功能；宝宝多吃苹果好处更多，苹果中含有丰富的锌和矿物质，会让宝宝更加聪明，还可以预防佝偻病；中老年人平时吃苹果多一些，可以预防心脏病、骨质疏松、脑卒中和老年痴呆症等疾病，睡觉前吃一个苹果，有助于睡眠。

（二）皮肉皆食，细嚼慢咽

很多人喜欢将苹果皮削掉后再食用，其实这是一个错误的做法。一个没有削皮的苹果中富含1500毫升的维生素C，而丰富的维生素C及抗氧化成分大多紧贴在果皮上，如果将果皮直接削掉食用，就会丧失苹果中大部分的营养。可见苹果皮的营养是不可忽视和替代的。

此外，苹果中含有的有机酸和果酸，有助于杀死口腔中的细菌。吃苹果时，一定要细嚼慢咽，这样有助于分泌更多的唾液和胃液，促进食物消化和吸收。

（三）百变苹果，秀出靓我

其实，苹果的实用价值绝不仅仅局限于直接食用，用苹果做成的各种产品还有美容健身功效，如苹果酱、苹果酒、苹果汁、苹果醋、苹果面膜等。对于女性朋友来说，下面两种苹果使用方法不可不知。

1. 苹果面膜美丽肌肤

准备两个新鲜的苹果，将果皮削掉，然后捣成泥。可依据肤质选择加入蛋清（油性）或是植物油（干性）。然后，涂适量的苹果泥在脸上，15分钟左右用热毛巾擦掉或温水洗去即可。

2. 苹果减肥法

这是一种时间短、过程简单又有效的减肥方法。要保持三四天内不吃除了苹果以外的任何食物（水和茶水除外），这样坚持下来，就会达到瘦身的目的了。

十

抗癌蛋白最优秀，吃肉不如吃黄豆

谚语解读

大豆，又叫黄豆，是中国最古老的作物之一，素有"豆中之王""营养之花""田中之肉"的美称。古人早就发现黄豆具有美容养颜的功效，《本草拾遗》就认为豆粉"久服好颜色，变白不老"。

随着现代科学的进步，人们逐渐发现黄豆之所以可以美容是因为黄豆含有丰富的蛋白质的缘故。而临床医学研究证明，蛋白质是抗癌的有效营养元素，其中食用大豆则被医学人士认为是摄入蛋白质最便利健康的方法。

医学引据

中医认为，服食黄豆可以使人长出新的皮肤，也能增加力气，如《本草纲目》中说它有"容颜红白，永不憔悴"的作用。大豆是适宜虚弱者食用的补益食品，具有益气养血的作用，还能下利大肠，起到润燥消水的功效。

研究发现，大豆的诸多功效大部分是其中所富含的蛋白质的功劳。此外，蛋白质有明显的抗癌作用，目前被认为是最有效的抗癌食物的螺旋藻就富含蛋白质，其中的藻蓝蛋白，能够提高淋巴细胞活性，增强人体免疫力，对肝癌以及其他癌症都有极大作用。

所以癌症患者尤其应该多吃黄豆帮助抵抗病魔。因为黄豆所含蛋白质可达40%，最优质的可达50%左右，而且其蛋白质含量是瘦猪肉的2倍、鸡蛋的3倍、牛奶的2倍。并且根据《大英百科全书》记载，肉类中的蛋白质可能含有动物身体中的毒素，从豆类及谷类中所得到的蛋白质，要比从肉类中得来的纯净多了。用豆类食品代替一定量的肉类食品，不仅可以调节营养摄入，还可以帮助解决营养不良和营养过剩的双重问题。

黄豆中除了含有丰富的蛋白质以外，还富含皂角苷、蛋白酶抑制剂、异黄酮、钼、硒等其他抗癌成分，对于乳腺癌、肠癌、食道癌等多种癌症起到抑制作用。除此之外，豆异黄酮还是一种植物雌激素，能够促进女性性器官发育，并且促使男性体内蛋白合成，降低血液中的胆固醇含量，防止动脉硬化。1999年，美国FDA向公众表示，每日食用20克大豆，可以极大降低患冠心病的几率。

养生实例

日本人食用豆腐防癌

日本人素以爱食豆腐出名，日本国内大约共有3万家豆腐店，平均下来，每人每年都要食用高达20多千克的豆腐。美国研究机构调查显示，居住在夏威夷的美籍日本人、经常食用豆腐的人，患胃癌的几率比不吃豆腐的美国人少上三成有余。20年间，夏威夷医务部门对居住在那里的8000名美籍日本人进行跟踪调查，发现每周食用豆腐少于两次的人患前列腺癌的竟然是每天都吃豆腐的人数的3倍。

养生启示

从各种医学数据都可以看出，黄豆的营养价值和医学价值非同一般，它既适合糖尿病患者、冠心病患者以及更年期女性食用，也适合长期消耗脑力的工作者以及学生食用，同时也是健康减肥的良品。如何在日常三餐中将黄豆做成美味的菜肴就成为家庭主妇需要仔细考虑的问题了，这里介绍一些黄豆食用方法和食用禁忌。

（一）黄豆巧食保健康

黄豆的做法多种多样。可以磨成豆浆或做成豆腐，或者直接食用，既利于消化吸收，又健康美味。还可以做成黄豆汤或豆腐干，对于防癌抗癌很有益处。喜欢吃饼的朋友可以用黄豆粉和玉米面、麦面和成面糊做成贴饼、煎饼，松软美味，而且方便。

（二）代代相传古偏方

黄豆芫荽煎——《民间方》食材：黄豆10克，芫荽（香菜）30克。做法：将黄豆用适量水煎煮，15分钟后加入芫荽，再煎15分钟，去渣。作用：辛温解表，健脾胃。适用于流行性感冒。用法：1次服完。每日1服。

(三)饮食禁忌要警惕

从中医的角度讲,黄豆性偏寒,胃寒者和易腹泻、腹胀、脾虚者以及常出现遗精的肾亏者不宜多食。

食用黄豆时应将其煮透。因为黄豆中含有一种抗胰蛋白酶因子,会抑制蛋白酶的消化作用,必须煮熟将其破坏,否则会引起恶心、呕吐等症状,甚至可能危及性命。

患有严重肝病、肾病、痛风、消化性溃疡、动脉硬化的人,以及低碘者和黄豆过敏者禁食黄豆。

消化黄豆时会产生气体,因此消化功能不良、肠胃不适者应慎食。

男性食用时应格外注意,过量食用黄豆可能导致过量摄入雌性激素引起精子含量下降,因此不宜将黄豆视为主食。而孕妇也应谨慎食用黄豆制品。

十一

甘蔗甜又甜,清热又消炎

谚语解读

金秋时节,大批甘蔗上市,很多小贩都会吆喝着"甘蔗甜又甜,清热又消炎",这句谚语形象地描述了甘蔗的特性。作为食用,味甜且含糖量高;作为药用,甘蔗中的多种成分可以起到清热解毒、消炎止痛的作用。

食用甘蔗不仅能够补充日常糖分,让人不易饥饿,且容光焕发;在酒后食用甘蔗,还可以解酒毒、助清醒,使人延年益寿。据说魏文帝曹丕就对甘蔗喜之成性,走路的时候经常拿着一根甘蔗。

医学引据

在古时甘蔗就广泛用于许多病症的治疗,如心烦、高热、咳嗽、便秘等。如中医古籍《日华子本草》中写道"甘蔗,清热、生津、润燥",而唐代王维诗句"饮食不须愁内热，大官还有蔗浆寒"，不仅描绘出了甘蔗的甘寒性味，还解释出它助脾胃、解郁热的功效。清代名医叶天士的《本草再新》中也记录着甘蔗具有和胃下气之功效，对消化不良、反胃呕吐、吞咽不适等症状有缓解、改善、消除和治疗的作用。这正是甘蔗"清热又消炎"的最佳依据。

西医中，也将甘蔗中的成分提炼出来，制作成糖衣药物，用于治疗各种炎症。甘蔗含有的糖分是人类糖类的主要来源，也是平常百姓家里不可缺少的饮食之一。马可波罗曾经在他的游记中感慨地说："（中国）八省都产糖，数量有其余全世界的两倍。"足见我国甘蔗种植之广、产量之高了。

养生实例

甘蔗养生涮涮锅

目前，在台湾的大街小巷，一种美食流行开来，这种美食被当地人奉为"养生汤锅"，无论是宴请宾朋或是家人聚会，都会走进店面，享受一番，它就是"甘蔗养生涮涮锅"。

台湾甘蔗餐厅有限公司经理在接受当地媒体采访时说，这种涮涮锅之所以如此风靡，正是因为它的汤料选用的是白甘蔗，而白甘蔗在台湾是一种非常流行的日常食物。据说在台北县的某个村庄，几代人都无一例肠胃病患者，不管是儿童还是老人，都是饮食规律，身体健康，当大家都探求他们的保养肠胃秘诀时，才发现无论是日常饮食还是酒后小憩，都会食用白甘蔗，后来，人们就将白甘蔗视为养生保健的最佳食品。该餐厅也正是选用了白甘蔗作为汤料，辅助其他一些蔬菜，不仅汤汁可口有营养，涮出的菜也是有益肠胃、味道鲜美，因此就毋庸置疑它的大受欢迎了。

养生启示

俗话说"秋日甘蔗赛过参"，古人曾将甘蔗列入"补益药"，可见其疗效已经为古人所熟知，但是甘蔗并不是人人都吃得的。下文就为大家讲解，食用甘蔗有何好处，有何禁忌，哪些人可以吃，哪些人又不能吃，顺便为大家推荐一款健康食谱。

（一）甘蔗——营养大本营

除糖分之外，甘蔗中还含有其他多种对人体有益的营养素。每百克甘蔗内就含有蛋白质0.2克、磷4毫克、钙8毫克、铁1.3毫克、脂肪0.5克。

同时，甘蔗又是各种氨基酸的储存库，正亮氨酸、赖氨酸、羟丁氨酸、谷氨酰胺、脯氨酸等，应有尽有。这些氨基酸不仅能够满足人体组织器官生理活动的需要，还可以促使机体各种机能正常发挥，有延缓人体衰老的作用。

（二）食用甘蔗注意事项

甘蔗为甘寒之品，且味道较为甜腻，很多人在享用甘蔗的同时却忽略了多食久食的不良后果。多食久食甘蔗会产生蕴痰、生湿、化火的症状，因此脾胃虚寒、胃脘中满者最好在日常生活中避免食用甘蔗，以防产生不良反应。

由于甘蔗具有丰富的糖分，可以在人体的化合反应下转化为脂肪，为人体提供热量，同时也会让胖人进一步发胖，因此对于胖人，甘蔗可谓是"只可远观，不可近食"。

此外，发霉变质的甘蔗更不能食用，它发霉后产生的毒素会引起呕吐、泄泻、抽搐、昏迷等一系列症状，轻则有损健康，重则危及性命。

（三）健康食谱

冰糖姜汁甘蔗露

食材：鲜甘蔗，清水1杯，生姜半汤匙，冰糖少许。

做法：首先将鲜甘蔗去皮，放入打汁机中倒入清水榨汁。把甘蔗汁、姜汁、冰糖倒入炖盅内，用筷子拌匀，炖盅加盖，隔水炖15分钟即可食用。

作用：此饮品是民间实用验方，姜汁可益脾胃，止呕祛痰；而甘蔗能清热，生津下气，助脾胃，利大肠。冰糖姜汁甘蔗露对于治疗孕妇妊娠呕吐有一定的疗效。

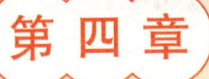

应时而动，
四季养生总相宜

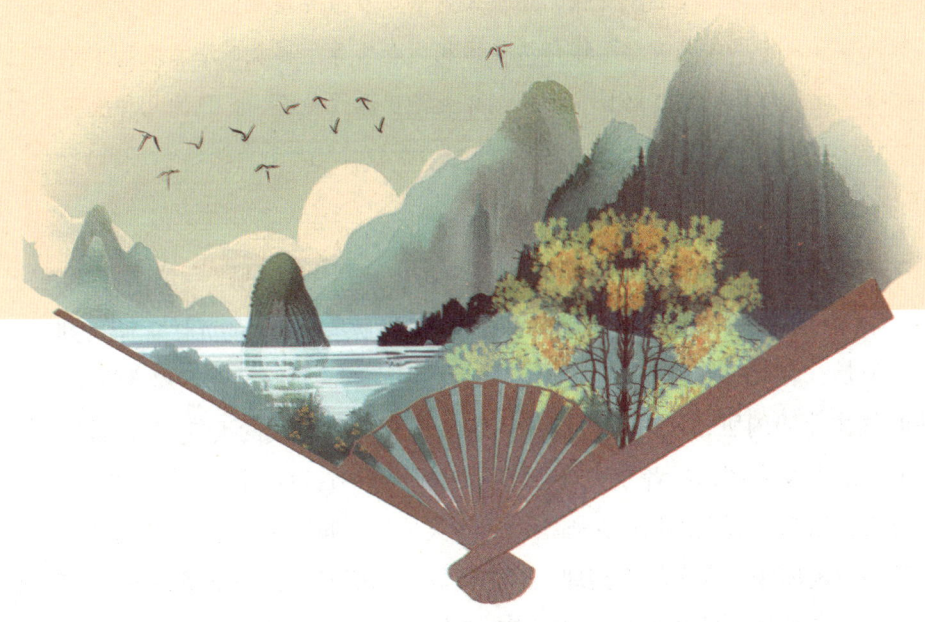

中医学中说"春天要养生，夏天养长，秋天养收，冬天养藏"。《黄帝内经·素问·金匮真言论》更有言"五脏应四时，各有收受"。春天要注意保养肝脏，而夏天则应注意心脏的调理，秋天养肺是关键，冬天则要注重肾脏的保养。本章紧扣春、夏、秋、冬的更替和温、热、凉、寒四季气候，突出"应天顺时"，做到"应时而动"，告诉大家"冬冷宜温补""秋燥宜平补""三伏不离绿豆汤""春食甘，病不沾"等四季养生的窍门。

一

春天孩儿脸，一天变三变

谚语解读

"春天孩儿脸，一天变三变"一语道出了春天忽冷忽热，冷暖空气交替频繁，让人无所适从的特点。

针对春天的这种气候状况，人们总结了春天养生秘诀："春天孩儿脸，一天变三变。气温多变换，忽热又忽寒。衣服要增减，莫令胸背寒，预防得感冒，伤风和肺炎。"这句话告诉我们春季养生要及时增添衣物，不要受凉。此外，还要预防感冒、伤风、肺炎等在春天易得、易犯的几种疾病。

医学引据

《黄帝内经·素问》"四时刺逆从论"指出"春气在经脉"，即春天由寒转暖，阳气上升，人体的各种生理功能也日趋旺盛，脉象由冬天的沉脉渐渐变浮脉。

但是，春天的气温不稳定，时寒时暖，温度的高低又会对气血产生影响：寒时气血流向内脏；暖时气血浮于体表。这样时寒时暖的天气使气血波动变大，容易引发疾病，或者导致旧病复发。正所谓"百草回生，百病易发"。

古代医书《摄生消息论》则指出"春天天气寒暖不一，不可脱去棉衣，老人气弱骨疏体怯，寒风易伤腠理，时备夹衣，温暖易之，一重减一重，不可暴去"，也就是我们通常所说的"春捂秋冻"。

养生实例

为什么骨关节炎发病率提高

近些年，骨关节炎的发病率逐年提高，且呈日益低龄化的趋势。据广州某医院提供的一统计数据显示，骨关节炎的发病年龄比10年前提早了10年，且存在女性发病率明显高于男性的现象。

这与现代人不重视"春捂秋冻"有莫大的关系。很多人不重视更不遵从民谚、俗语。更有很多女性为了追求时尚、美丽,气温尚未达到不"捂"就即刻忙脱掉冬装换上夏装,结果导致自己年纪轻轻就患上关节炎,痛苦不堪。

古人总结的谚语、俗语是经过几百年甚至几千年的检验而流传下来的,具有很强的指导意义,我们在享受现代便捷生活方式的同时,也不要丢弃几千年的养生文化。

养生启示

"春天孩儿脸,一天变三变",我们该如何应对这"多变的孩儿脸"呢?

(一)防风防寒,身体康健

春天气候多变,时寒时暖,暖时气血浮于体表,再加上春天人体皮肤疏松,对外界的抵抗能力减弱。如果猛地脱下厚衣服,容易着凉引发各种疾病,所以春天要多"捂一下"。

患有高血压、心脏病的中老年人以及身体虚弱的人更应注意防寒保暖,以预防心血管病、流感等疾病的发生。

但是"捂"也是有限度的。具体如何做,在另一篇"春捂秋冻,少生杂病"中有详细解释,此处就不再赘述了。

(二)早起透气防春困

专家指出春季宜早起。春天来临,我们的皮肤舒展开来,末梢神经、汗腺等身体各个器官运转都加快,这就使得流入大脑的血液减少,大脑缺氧。而大脑缺氧又让我们在春天极易犯困,即我们说的"春困"。这时候,千万别放任身体自由"犯困",要早睡早起,与大自然融为一体。与自然融合我们才能身体健壮。

此外,春天应打开窗户呼吸清新口气,使积攒了一冬天的阳气升发出去,清新脾肺。

(三)饮食调养健脾胃

春天新陈代谢旺盛,易上火。所以要多吃营养清淡可口的食物。

春季人体新陈代谢快、消耗多,需要及时补充营养,所以还要多吃新鲜的蔬菜和水果等营养丰富的食物。而生冷黏杂的食物要少吃,因为这些食物多对脾胃有伤害。

此外，多吃胡萝卜、南瓜、番茄等红黄色的蔬菜和青椒、芹菜等深绿色的蔬菜，有助于消除"春困"。

（四）运动养护舒身心

入春以后阳气升发，空气清新，正是强身健体、提高机体免疫力的最佳时机。所以在春天要多运动、多参加锻炼。

可以到户外跑跑步、做做操、踏青郊游、散步、打太极拳等，让机体吐故纳新，使筋骨充分舒展，为今后一年的身心健康打下坚实的基础。

二

春食甘，病不沾

谚语解读

中国人对"吃"向来很讲究。《黄帝内经》中提到："居处法天道，饮食法地道"，意思就是说人们要按照大地的规律来安排我们的饮食。什么时候该吃什么东西都有很大的学问。在季节的变换中，人们选择的食物也会随之而变。俗话说："春食甘，夏食咸，秋食酸，冬食苦。"中医养生主张食疗，只要在适宜的季节吃对了东西，那么身强健体也不是什么难事。

医学引据

中医认为，春季与五脏中的肝相应。春季正为肝气旺的时候，而肝气旺就会影响到脾胃，容易出现脾胃虚弱等病症，进而妨碍食物的正常消化和吸收，影响身体健康。

春季阳气初生，多吃辛甘食物能够滋补脾胃。若以酸味入肝，其性收敛，对阳气的升发和肝气的疏泄产生不良影响，从而影响脾胃的运化功能，使本来就偏旺的肝气更旺，极大地伤害到脾胃。

孙思邈在《千金方》中说过"春日宜省酸增甘，以养脾气"，春季饮食要遵循少酸多甘的原则，以保养脾气。

此外，甘味食物为春季的首选，还因为甘味属土，肺属金，而土生金，甘味的食物会对肺产生很好的作用，可以润肺、补肺气、滋肺阴。春天是生长的季节，万物需要能量，而甘味食品是最能补气血的。而且甘为土，土地养育万物，所以甘味的食物是我们主要的营养来源。土应四季之气，其实无论哪个季节，甘味食物都可在选择之列，但在春季，其更能发挥养生功效，所以春天应该适量增加甘味食品的摄入。

养生实例

脾胃养生在春季

老王是一个机关里的退休干部，辛辛苦苦为生活为儿女操劳了一辈子，到老了落下一身的毛病。退休在家闲来无聊，便喜欢翻一翻医学养生的书籍，久而久之也学会了一些养生知识。

老王的脾胃一直不好，经常受胃痛等多种毛病的折磨。自从学了一些食疗的知识，老王对自己的饮食越发讲究起来。俗话说得好，"春吃甘，病不沾"。老王平日里就注重吃甘味的食物，尤其在春天更是以甘味为主。经过有条理的疗养，老王多年的疾病渐渐有了好转，自己感觉身体比以前硬朗多了。

养生启示

俗语曰：民以食为天。国人向来注重饮食文化，不仅要过嘴瘾，更要吃出健康来。何时吃，吃什么，怎么吃，在中医看来都有一定的学问。正所谓"顺时气而养天和"，饮食的调养要根据节气变化而定。中医认为，春天的食物应该"少酸增甘，以养脾气"。

（一）对症下药，"甘"之如饴

中医指的甘味食物，不仅指食物的甜味，也包括淡味。早春时节，冬天的余寒还没有退尽，为了顺应春升之气，要多吃些温补阳气的食物。例如韭菜、大蒜、芥菜、香菜、生姜、葱等，这类食物都是性温味辛，可起到疏散风寒的效果。

而当春日渐暖的时候，容易引起体内的郁热而生肝火，这时可适当搭配一些清解里热、滋养肝脏的食物，如荠菜、菠菜、芹菜、黄瓜、蘑菇等。这些食物性凉味甘，具有清解里热、润肝明目的疗效。

此外，春季容易出现口干舌燥、皮肤粗糙、干咳等症状，还应多吃补充津液的食物，如梨、蜂蜜、山楂等。

春天人们容易出现春困、腿重等症状，这时可用荷叶煲汤，也可在汤中加入藿香、薏米、茯苓等，每周1～2次，以达到健脾祛湿的效果。

春季由于脾虚较重，则可能会有疲劳、腹泻、厌食等症状。此时则可在煲汤时适当加入山药、党参、黄芪等药材，用来健脾益气。

（二）经典食谱让你疾病不沾

春季生病不可怕，只要我们吃对了东西，就可以药到病除。下面我们就介绍几种甘味养生食谱，供大家参考。

1. 蜂蜜萝卜汁

白萝卜500克，洗干净去皮切碎，榨成萝卜汁。每次取60毫升，加入20～30克蜂蜜调匀服用，每天3次。

2. 蜜蒸百合

百合50克，蜂蜜50克。将百合洗净，分瓣，在清水中浸泡半小时后捞出，放入碗内，加入蜂蜜，蒸约1个小时即可食用。

3. 百合莲子粥

干百合、莲子、冰糖各30克，大米100克。洗净莲子，加水泡发。将干百合、大米淘洗干净，与莲子一同放入锅中，加适量水。先用旺火烧开，再用小火煮，快熟时加入冰糖，稍煮即可。

三

正月茵陈二月蒿，三月割了当柴烧

谚语解读

民间流传这样一句谚语"正月茵陈二月蒿，三月割了当柴烧"。这句话的意思是，茵陈在正月和二月里采摘都是十分好的药材。因为这时候是用药的好时机。到了三月，气温升高，茵陈叶子枯黄，这时候如果拿来用作药剂就不合适了，只能用来当柴火烧。这句谚语告诉我们，一样的东西在不同时间可能就有不同的作用。经常会有人说"顺应天时"，这句话也在告诉我们，做一件事情，一定要顺应时机，选择正确的时间。而春季万物生长，是最佳的养生季节。

医学引据

中医经典《黄帝内经》详细地阐述了春季的养生之道。书中说"春三月，此谓发陈，天地俱生，万物已荣，夜卧早起，广步于庭，被发缓形，以使志生，生而勿杀，予而勿夺，赏而勿罚，此春气之应，养生之道也。逆之则伤肝，夏为寒变，奉长者少"，意思是，春季三月份是生命萌芽的季节，万物苏醒生长，欣欣向荣。这时候应该早起，多散步，舒缓身体，舒畅心态；自我鼓励不压抑，让身体随着天气变化，不应该违反规律，应该按照季节的变化进行养生。

现代养生理论也认为春季是万物复苏的季节，春季养生的效果比其他季节效果更佳，这时养生状态的好坏甚至可能影响整年的情况。春季蔬菜大量上市，要精挑细选应季食材，助于养生。其中茵陈便是上乘之选。

茵陈又名茵陈蒿、青蒿，"性微寒，味辛、苦"，具有"清湿热，退黄疸"的功用，有助于利胆、护肝、解热、降压，春季，是最佳的服用时期。这时候食用茵陈有助于保护人的肝，促进人体的胆汁分泌，同时增加胆汁里的胆酸和胆红素排出。而且茵陈对改善人的血液循环、降低人的血压有很好的效果，对春季哮喘发作者也有很好的作用。

养生实例

降血压护肝脏的茵陈汤

李大爷今年80多岁,身体非常健康,没有老年人常见的一些疾病,这是因为他经常喝茵陈汤。郑州第三人民医院中医副主任王素君说,李大爷的养生方法很有借鉴意义。茵陈味道偏苦,属于微寒性质,入脾胃和肝后,具有清热解毒的作用。茵陈汤能促进胆汁分泌,对肝脏起到保护作用。而且,茵陈还有利于降低血压,解决了李大爷最忌讳的"高血压"问题,同时又有助于清除身体内热,防止了血管壁脂质堆积。血液畅通,内热被清除了,自然身体也特别健康。同时,王素君强调,李大爷选择了很好的进补时间,在春季多食用茵陈,能发挥最佳的补益效果。

养生启示

传说名医华佗的一位病人患的是黄疸,华佗也束手无策。不料过了一阵儿病人竟然自己痊愈了,华佗连忙询问他的日常饮食习惯,病人便说是吃了茵陈。华佗也采了一些茵陈给其他黄疸病人服用,却不见效。华佗奇怪之下再问那人详细情况,那人说自己吃的是二月的茵陈蒿。华佗醒悟,不同月份的茵陈应该有不同的药力,也许过了时间药力便消失了。于是来年春天他又采集了许多二月的青蒿,给黄疸病人服用,果然不久病人便痊愈了。所以谚语提醒大家吃茵陈,要看时间,"正月茵陈二月蒿,三月割了当柴烧"。不仅茵陈食用时间要对,而且方法也各不相同,方法不同功用也自然各异。

(一)茵陈煮粥

茵陈中的维生素B和维生素C具有很好的保健功能,对春天的病菌有很好的防御作用。在煮茵陈粥的时候,将茵陈切段,然后放入锅中和粥一起煮,不仅味道鲜美,而且养生,利于身体健康。

(二)茵陈姜糖茶

茵陈姜糖茶对肝炎治疗十分有效。首先准备好材料,将茵陈50克和红糖、干姜适量,混合后加入少许的水,煎熬。饮用其汤,能够清除体内湿气,同时能够利于胆汁排毒。

（三）炒茵陈

茵陈如果用来作为配料炒，营养丰富。可以利肝，同时清热解毒，特别适合肝炎患者。首先处理好田螺，然后将田螺放到热锅里炒，炒片刻加入茵陈和适量的水，最后加上调料即可食用。

四 三伏不离绿豆汤，头顶火盆身无恙

谚语解读

"三伏不离绿豆汤，头顶火盆身无恙"。我们都知道"夏热三伏"，即三伏是一年中最热的时候，在三伏天喝一碗绿豆汤，即便烈日炎炎身体也能安然无恙，足见绿豆汤对于夏季养生的重要性。

"夏不过凉，有利养生，有利健康"。夏天祛暑，不要过分贪凉。中医讲究阴阳平衡，阴阳相合身体的各个器官才能很好地运作，才能发挥各自的功能。过分贪凉势必会打破这种平衡状态，有损于身心健康。《颐身集》指出夏季不宜吃太多冷食，否则"饱腹受寒，必起霍乱"。即过分贪凉，猛吃冷食，必然会引起呕吐、腹泻等疾患。

医学引据

夏季暑气重，而"暑"又是"六淫"之一。暑气过重会导致机体失衡，从而引发各种疾病。中医认为，绿豆性凉、味甘，具有消暑止渴、利尿下气的功效，夏季常喝绿豆汤有利于预防中暑。《本草纲目》记载："用绿豆煮食，可消肿下气、清热解毒、消暑解渴、调和五脏、安精神、补元气、润皮肤。"

中医认为，夏季阳盛于外，伏阴在内，即外热内寒，所以不宜吃过于冰凉的食物。同时夏季气温接近人体体温，出汗祛热最符合人体机能，也是最养生的方法。而洗冷水澡、猛吹空调等往往会使人体机能失衡，从而引发多种疾病。要使用正确的方法祛暑解渴。

养生实例

不爱中暑的中国人

中国人很早就有在夏季喝绿豆汤的习惯。史料记载,绿豆汤解毒祛暑的功效早在唐代就被发现了。我们中国人普遍认为绿豆具有清热解毒、消暑利水的功效,所以多用其预防暑热烦渴、水肿、泻痢等。

法国曾有平均气温29℃热死3000人的记录,这在中国是不可想象的。在中国夏季时常有40℃左右的高温,也未曾有过如此多人中暑的记录。足见,中国人擅长夏季养生,其中多喝绿豆汤预防中暑功不可没。

养生启示

夏季养生重在"养心",种种的养生方法都是以"养心"为中心的。下面我们就说一说夏季养生的注意事项。

(一)夏季养生之饮食篇

夏季饮食,应以低脂、低盐、多维生素且清淡为主。多吃瓜果、多吃凉性蔬菜。另外,由于夏季气温高,极适合细菌滋生,所以要多吃姜等具有杀菌作用的食物。

绿豆汤多少年来一直是中国人夏季养生保健的首选,但其做法有讲究。如果想祛暑,绿豆汤煮的时间不宜过长,最好不超过10分钟,这时候的绿豆汤色泽鲜艳,祛暑效果最佳。食用时只喝清汤即可。如果是想解毒,则应该多煮一会儿,至少要煮到绿豆开花。这时候的绿豆汤色泽浑浊,具有很好的排毒功能。食用时将豆子一起吃下解毒效果更好。

(二)夏季养生之起居篇

《内经》记载,夏季应"夜卧早起",即睡得稍微晚一点儿,起得稍微早一点儿。因为夏季夜间阴气不足,白天阳气充盛,晚睡早起正是顺应夏季特点之道,可以使人"气顺"。"气顺"则"无怒","无怒"则心情舒畅,身心愉悦。

夏季最好午睡1小时左右。夏季午睡有助于消除疲劳,恢复体力;提高机体的免疫机能；保护大脑，缓解大脑的紧张状态。

夏季就寝场所也有讲究，"夏夜避风如避箭"，即应选择在室内就寝，避免夜风侵扰，更不能在过堂风口处就寝。

（三）夏季养生之运动篇

夏季锻炼宜在清晨或傍晚较为凉爽的时段进行，要避开高温时段。活动场地也最好选择河边、湖水边、公园等空气新鲜的地方。这样既有利于提高锻炼效果，又可以保证有足够的补充水源，避免水分过量流失而导致的脱水现象。

夏季机体新陈代谢快，能量耗费大，所以在运动时要注意控制运动的强度，不宜进行激烈的体育运动。旅游避暑既可以锻炼身体又有助于愉悦身心。此外，游泳、钓鱼、空气浴等运动量都不是特别大，不会消耗过多的体力，又能够起到健身的作用，都是较为适宜的夏季运动项目。

需要注意的是，在运动后不宜立即喝大量的水、吃冷饮或者立即冲冷水澡。运动后立即喝水、吃冷饮伤肠胃；立即冲凉水澡会使气血不充，损脾伤胃，影响消化。

五

热天吃六瓜，药物不用抓

谚语解读

谚语有云："热天吃六瓜，药物不用抓。"所谓六瓜是指西瓜、丝瓜、南瓜、苦瓜、黄瓜和冬瓜这六种蔬果，这些我们常吃的食物，其实是调理健康的夏季养生佳品。比如西瓜就有"天生白虎汤"之称。在夏天恰当地食用这六种瓜，不但可以享受到夏季清新的美食，更能消暑养生。

医学引据

清代吴伟业有诗云："同摘谁能待，离离早满车，弱藤牵碧蒂，曲项恋黄花。客醉尝应爽，儿凉枕易斜。"咏的正是大家常吃的黄瓜。清代黄宫绣编写的《本草求真》中记载黄瓜"气味甘寒，能清热利水"。黄瓜不但有清脆的口感，更有清热解毒利尿之功效。蜂蜜佐以嫩黄瓜还能治疗盛夏儿童易得的热痢。

丝瓜是清热解毒之良药，清代医书《陆川本草》认为其有"生津止渴，解暑除烦"的作用，还可以顺气健脾、化痰止咳。常食丝瓜可以治疮疖解除暑热，此外用鲜丝瓜片外擦还可治疗痱子，有止痒功效。

苦瓜含有蛋白质、钙、磷、铁等多种营养成分，《本草纲目》把苦瓜的特性总结为"苦，寒，无毒"，说明其对暑热、烦渴、丹毒等病症具良好疗效，是治疗热毒疖子的良药。苦瓜还能刺激唾液分泌起到增强食欲的作用。此外，苦瓜还有"君子菜"的雅称，可解疲乏，使人精力旺盛不易衰老。

冬瓜是最具清热、利尿效用的蔬菜。五代时成书的《日华子本草》将其功效总结为"除烦；治胸膈热，消热毒痈肿；切摩痱子"。可见冬瓜汤对中暑、高烧、昏迷有很好的疗效。

西瓜含水量高达95%，是消暑解渴、通利小便的良品，这都是众所周知的。

南瓜具有多种药用效果。据《滇南本草》载南瓜"性温，味甘无毒，入脾、胃二经"。与其他凉寒的食物比起来南瓜更能起到滋补作用。生食可以驱虫解毒，煮熟食用则能补中益气、润肺平喘。

养生实例

热天吃六瓜，营养又解暑

生于1923年的夏征农老人，曾是武汉一家杂志社主编，也是一位不折不扣的养生专家。夏老身体有些发福，但是却非常健康。夏天的武汉有"火炉"之称，有一年气温高达40℃，不少人因为中暑被送到医院急救，而夏老却神清气爽，没有空调，也不吹风扇，只拿一把蒲扇，优哉游哉。他去医院看望中暑的前同事时讲出了他清热解暑的法门——多吃六瓜。这六种瓜类都是夏季的应季蔬果，都能起到良好的清热解毒效果，同时营养丰富，相比其他性凉的食物还有滋补作用。医院的医生听说之后，就把他的方法推荐给其他中暑的病人，该方法被一传十，十传百……之后因中暑入院的病人大大减少。

养生启示

自古就有"是药三分毒"的说法，药物是调理身体阴阳平衡的，相对食物性烈得多，吃多了药物可能会对身体产生损伤。夏天万物繁盛，用食物温和地平衡阴阳就成为了一种最佳的养生方式，而六瓜无疑是夏季最佳养生食品。

（一）食用方法简单

六瓜食用方法简单，除了丝瓜以外都可以生吃，味道也不错；其中黄瓜生吃为宜，凉拌时可以加入糖、醋或盐和蒜瓣食用；西瓜作为水果可以直接食用，也可榨成西瓜汁饮用；苦瓜、丝瓜都可炒菜做汤，是夏日佳品。据研究苦瓜生吃更具功效，如果用水煮过，也可将苦瓜汁当做茶饮，对健康大有益处。冬瓜特别适宜煲汤，与豆腐一起食用可以治疗口疮，冬瓜的嫩叶还可以和面粉一同做成煎饼，有祛热防泻的功效。南瓜可生食，蒸熟或煮粥味道都很好，糖分很低，特别适合糖尿病患者食用。在夏季阳气生发的时候，南瓜正是补气保健的佳品。

（二）食用禁忌

《滇南本草》说："动寒痰，胃冷者食之，腹痛吐泻。"夏日人们阳气向外发散，解暑同时也需注意过量食用凉寒之物可能动及脾胃。苦瓜、黄瓜性凉，脾胃虚寒者不宜食用。其中苦瓜含有奎宁，会导致子宫收缩，引起流产，孕妇一定要注意慎食。而丝瓜不宜生吃，只可烹食或煎汤服用，其汁水丰富，宜现切现做，以避免营养成分随汁水流走。烹制丝瓜时应注意尽量保持清淡，用油要少，可以用水淀粉勾稀芡，并用少量味精或胡椒粉提味，这样才能显示丝瓜香嫩爽口的特点，又不会导致营养成分的流失。

六

春捂秋冻，少生杂病

谚语解读

"春捂秋冻"是一句流传久远的民间谚语。这是从古至今老百姓的生活点滴累积而成的真理。

常言道，"二月休把棉衣撇，三月还有梨花雪""四月八，冻死鸭"。更有诗词："春日春风有时好，春日春风有时恶。不得春风花不开，花开又被风吹落。"初春是一年崭新的开始，在春季好好保养生息，对这一年的健康生活，有着至关重要的意义。

立秋是象征秋天开始的节气，然而大家在生活中往往忽略了立秋的上一个节气是大暑，曾在长者口中听到"秋老虎""秋后一伏热死人""秋晒如刀剐"这样的话语，看来，秋天也并不是像书中说的那样秋风送爽凉风习习。

医学引据

春夏秋冬，四季变换，人的身体机能也随之形成了一种生理性散热和保暖功能。

冬季，在厚实温暖的棉衣掩护下，人体的血管处于收缩的状态，血液循环相对变慢，体温调节系统的功能降低了。

春天，冰雪消融，万物复苏，气温慢慢回升，然而习惯了厚重温暖的寒衣的身体，还不能那么迅速地适应周围的环境，身体调节能力还习惯于冬季的状态，适应了被衣服保护的肌肤，受到春风的轻抚后，开始活跃开来。但春天的时候汗毛孔扩张程度相应增大，所以即便春风不像冬天那么寒冷，人们也会感觉冰冷不适应。

古人《摄生消息论》说："老人气弱骨疏体怯，风冷易伤腠理，时备夹衣，温暖易之，一重减一重，不可暴去。"这就说明为了使身体适应气候的变化，应该慢慢地减少着衣，而不是骤然换下身上的衣物。

秋天，人体习惯了炎热，接触寒冷的机会少，如果一变天就迫不及待地换上厚重的衣服，一旦立冬来临，身体机能缺少了适应的环节，会变得脆弱不堪，反而更加容易引发恶寒感冒等疾病，所以大家应该因时而异，具体问题具体分析，而不要一味地替换服装。

综上所述，在逐渐降低或者升高温度的环境中，人体只有经过一定时间的锻炼，才能够有效地促进体内的物质代谢，增加产热和排热，提高对低温和高温的适应力。季节刚开始转换时，气温常不稳定，乍暖还寒或暑热尚未退尽，过多过早地增加或者减少衣服，人体很难立刻适应外界突变的气温，导致伤风感冒、气血不调的后果出现。

养生实例

昼夜温差引发的风波

春光明媚，鸟语花香的时候，往往给人好的心情，让人神采飞扬，尤其是爱美的女性朋友在这个时候会早早地脱下毛衣，换上自己喜欢的服饰，白天在办公室还好，下班时分气温渐渐下降，回家的路上被冷风吹得直打寒战，于是又是咳嗽、又是流鼻涕。这都是因为穿得太清凉，才会患了感冒。

养生启示

俗话说得好，"春捂秋冻，少生杂病"，但过度的"捂"和"冻"，也是不可取的。如何适度地把握"捂"和"冻"，做到"春不急免冠，秋不忙加衣"呢？

（一）把握时机，未雨绸缪

换季的时候，是疾病高发的时刻。据研究表明，许多疾病的高发期与冷空气南下和降温持续的时间密切相关。所以，不骤然减少或增加身上的衣物，是维护健康的基本原则。

（二）把握温度临界点

现代医学研究指出，昼夜温差大于8℃要"捂"，而当气温持续在15℃以上且昼夜温差相对较小时，就可以不"捂"了。

（三）注意温差

春秋气温变幻莫测，上一刻还是秋高气爽，下一刻可能凉风徐徐，此时随天气变化适度增减衣服是明智之举。同时，专家指出人体下半部血液循环比较差，更容易受到风寒侵袭，所以春秋季穿衣应注意"下厚上薄"。

（四）捂冻有度

任何事情如果做过度都不合适，正所谓物极必反，春捂秋冻过了头，也一样会有损身体健康。研究表明，通常人体在大约7天后可以适应周遭环境，所以捂和冻应该控制在7天之内。而且，衣物要逐渐增减，不要乍减乍增。

（五）哪些地方需要捂

"寒从脚起"，通常，人体下部血液循环比上部要差一些，因此初春的着装适宜"上薄下厚"，所以年轻男女不可只为风度而不讲究温度，过早地穿上短裙脱掉毛裤会导致关节炎和内分泌紊乱等疾病的发生。

七

秋燥宜平补，多吃芝麻胡桃粥

谚语解读

胡桃即我们现在常食的核桃。民间自古就有"补冬不如补霜降"的说法。秋季的平补，可以为身体在冬季的大补垫好底子。进入秋季，阳气开始潜藏于体内，此时若能正确选择食物进行滋补，便能起到祛病延年的功效。民间有言说："核桃是个宝，补肾又健脑。"用核桃加芝麻煮成粥，将是一道营养又健康的美味。

医学引据

《黄帝内经》指出:"天气通于肺。"秋季是肺金当令之时,而燥为秋季主气,与肺相对应。肺为娇脏,喜欢滋润而厌恶干燥,秋天干燥的空气很容易从口鼻侵入人体,使肺脏受到损害。

《黄帝内经》中说"燥盛则干",燥乃无形之邪,容易损胃伤津,中医学家根据秋季气候凉爽的特点,提出"保持阴阳平衡、秋季要平补"的进补法则。

所谓平补,就是选用寒温之性不明显的平性滋补食物,主要以素、淡为主。秋季进补,不仅可以弥补身体在夏季的损耗,还可以提高对寒冷空气的适应能力。秋季的饮食一定既要营养滋补,又要易于消化。因为换季时节是人身体抵抗力最弱的时候,多吃一些易于消化的食物能够提高身体抵抗力。

此外,秋日应多吃些清热生津、养阴润肺的食物,其中多吃粥有利于和中益胃生津。明代有名的儒医李梴在《医学入门》中讲道:"盖晨起食粥,推陈出新,利膈养胃,生津液,令人一日清爽,所补不小。"

养生实例

鼻炎多喝芝麻胡桃粥

张先生的鼻炎病已经持续了很长时间,鼻炎犯起来鼻子难受不说,喉咙气管也非常不适。一到换季的时候鼻炎病也跟着发作,尤其到了秋季,很容易就会干咳,咽喉疼,呼吸难受。去医院总是不见效,往往是治好了又接着犯。后来一位老中医给了他一个建议,让他坚持用芝麻胡桃熬粥喝,坚持了一段时间咳嗽果然减少了,呼吸也更为通畅,就连多年的少白头也治好了。这是因为张先生的鼻炎属于肺脾气虚型,而芝麻、胡桃有益肾止咳补脾等功效,此外,还可以补肾润燥,益脾健脑,增生黑发,所以不仅缓解了张先生的鼻炎,还解决了他少白头的问题。

养生启示

经过夏季，人体损耗了大量的能量。进入秋季，人们往往忙着吃补品。但俗话说"心急吃不了热豆腐"，秋季进补不宜操之过急。

在进补之前应该先有个调理脾胃的过程。这时要多吃些绿豆、扁豆、薏米、荷叶等，使湿热之邪从体内排出，让脾胃功能得到很好的恢复。中医认为，食粥能起到和胃、补脾、润燥的作用，因此，多多煮粥食用，能收到更好的效果。

（一）秋季多食粥，身体壮如牛

中医认为，秋季干燥，应当多进食些滋润味甘淡的食品，如蜂蜜、芝麻等。可防治干咳、咽干口燥、肌肤无光泽、毛发枯黄等症状。

初秋时节，夏季的余热还没有散去，空气潮湿闷热。粥本身具有和胃补脾、润养肺燥的作用，是一种极好的食疗食品。所以秋天早晨应多吃些粥，既可健脾养胃，又得一日清爽。

粥是用大米、小米、大麦、小麦等富含淀粉的谷类粮食加入大量的水熬煮而成。在煮的过程中淀粉得到了充分的糊化，大量的营养都融进了米汤里，这样易于肠胃消化吸收。一些益肺润燥的食物和粥一块煮，其功效可借粥得到充分的发挥。如百合红枣糯米粥能滋阴养胃，胡桃粥有润肌防燥的功效，菊花粥可明目养神，燕窝粥能养肺止嗽。

秋燥伤肺，可适当食用芝麻、蜂蜜、百合、胡桃等柔润食品和粥一起熬制，这样具有益胃生津的效果。黑芝麻中含有丰富的铁和锌，还有大量的抗氧化物质，和大米一起煮成粥，具有滋补的功效。

（二）经典食谱

1. 核桃仁黑芝麻粥

食材：核桃仁60克，黑芝麻30克，大枣9枚，糯米100克。

做法：将黑芝麻、大枣、糯米分别洗净去杂，把核桃仁捣碎备用。向锅中放入适量水，然后将备好的材料一同放入锅里熬制，熟后即成。每日1次，连服1个月。

作用：核桃仁有补肾强腰、固精缩尿等功效。黑芝麻更有滋养肝肾、润肠通便、养血乌发的功能。前两味和米熬成粥食用滋补效果最佳。

2. 芝麻粥

食材：芝麻50克，粳米100克。

做法：先将芝麻炒熟，然后放入煮熟的粥里同食。

作用：芝麻粥对肝肾不足、头昏眼花、肺燥咳嗽、头发早白具有很好的疗效，此外，对于老年人还具有延年益寿的效用，宜长期食用。

八

冬天常喝羊肉汤，不找医生开药方

谚语解读

《黄帝内经》记载："春生、夏长、秋收、冬藏，是气之常也；人亦应之。"提醒人们，根据不同的季节，采用不同方式调养身体。冬天，天寒地冻，阴气盛而阳气衰，人的身体如果得不到必要的进补，就像待耕的土地缺少了堆肥一样。

"冬三月者为封藏"，意思是说冬三月是养精蓄锐的大好时期。冬天人的食欲旺盛，能够摄入更多的营养，而且天冷不出汗，摄入的营养不容易流失，容易储存。当然，冬季进补的方式有很多种，孰优孰劣，仁者见仁，智者见智，但普遍认为，药补不如食补，食补不如汤补，而羊肉汤更是被公认的汤补中的上品，民间有"冬天常喝羊肉汤，不找医生开药方"的说法。

医学引据

常喝羊肉汤，对身体有保健医疗作用，不仅民间盛传，在中医学文献中也有记载。李时珍曾说："羊肉能暖中补虚，补中益气，开胃健力，治虚劳寒冷，五劳七伤。"

羊肉富含血红素、铁、锌等微量元素，蛋白质含量又高，特别适合贫血缺锌的人食用；羊肉性温热，它能促进人体的能量释放，让人有发热的感觉，有很强的御寒功能，特别是怕冷、手脚冰凉、气力不足的人，在冬天食用羊肉，是再好不过的选择了。

除了御寒，羊肉汤还有益于治疗一些疾病。东汉医学家张仲景的《金匮要略》中记载，羊肉汤对于肾虚引起的男人阳痿早泄、妇人阴冷、心脾气虚导致的心悸气短、乏力失眠、血虚寒凝所致的脉管炎等，都有一定的疗效。药王孙思邈也有"羊肉止疼利产妇"的观点。

养生实例

手脚冰凉怎么办

尽管在夏天方女士的手脚也是冰凉的，一旦入秋，寒意稍浓，浑身更是冰凉的不得了。不管喝多少热水，不管穿多少衣服，都解决不了这个问题。后来在朋友的陪同下，方女士来到老中医处就诊。中医大夫指出，她这种情况属于阳气虚衰，不能为身体提供足够的热量。老中医提醒她要注意防寒保暖，尤其是腿脚的保暖，所谓寒从脚下起；在饮食上要多吃性属温热的食品，尤其是羊肉，多吃羊肉可以提高机体耐寒能力。

听从老中医建议后，方女士坚持每天一碗羊肉汤，在冬天适当增加食量，不久情况好转，脸色也开始红润起来，手脚也不再冰凉了。

养生启示

在冰天雪地的冬天，手捧一碗热腾腾的羊肉汤，是何等惬意享受啊。每个人的健康很大程度上掌握在自己手中，平常的食材，用心地搭配，在炖出美味羊肉汤的同时，也成全了健康。具有食疗功能的羊肉汤举不胜举，如枸杞羊肉汤、黄芪羊肉汤、羊肉萝卜汤、羊肉豆腐汤、猪蹄羊肉汤……

这里为大家介绍几款羊肉汤的做法。

(一) 女子补肾护肾汤

山药羊肉汤

食材：羊肉500克，山药200克，生姜、葱白、胡椒若干，酒糟100毫升。

做法：羊肉去掉筋膜，焯去血水，用凉水洗净，切成块；将生姜、葱白洗净拍碎；山药洗净切片。将山药和羊肉一起放进沙锅中，根据人口数量加入适量的清水，放入生姜、葱白、胡椒、酒糟，用武火煮沸改文火炖至熟烂，根据个人口味加调料即可。

俗话说"女怕伤肾"，女人肾虚，会出现头晕耳鸣、腰膝酸痛等症状，还容易发胖。更严重的是，肾虚会使女人患上不孕症，或者更年期提前，让很多晚婚女性做妈妈的梦想破灭。

补肾的山药羊肉汤操作简单，取材简便，是适宜普通百姓食用的补品。

(二) 冬令补品——御寒滋补的羊肉汤

冬季养生食谱首推羊肉汤。精心熬制的羊肉汤，最适宜于冬季食用，被称为冬令补品。羊肉汤不仅能抵御风寒，更重要的是，对一般风寒咳嗽、慢性气管炎、虚寒哮喘、肾亏阳痿、腹部冷痛、体虚怕冷、腰膝酸软、面黄肌瘦、气血两亏、病后或产后身体虚亏等虚证均有治疗和补益效果。

美味羊肉汤

食材：羊肉500克，羊骨500克，香菜50克，红油、香油各25毫升，良姜、葱各10克，精盐15克，花椒水15毫升，花椒、桂皮、陈皮、草果、白芷、丁香面、桂子面各5克，酱油5毫升。

做法：将羊肉洗净切成长10厘米、宽3.3厘米、厚3.3厘米的块，羊骨砸断铺在锅底，上面放上羊肉，加水至没过肉，旺火烧沸，撇净血沫，将汤滗出不用。另加清水，用旺火烧沸，撇去浮沫。再加上适量清水，沸后再撇去浮沫，随后把羊肉放入稍煮片刻，再撇去一次浮沫。将花椒、桂皮、陈皮、草果、良姜、白芷等用纱布包起成香料包，一同与姜片、葱段、精盐放入锅内，继续用旺火煮至羊肉八成熟时，加入红油、花椒水，煮约2小时左右即可。此时汤锅要始终保持滚沸，捞出煮熟的羊肉，顶丝切成薄片，放入碗内，撒上香菜末，调入香油，鲜美羊肉汤即成。

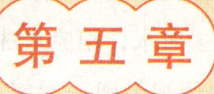

第五章

治病疗疾，
来问民间赤脚医

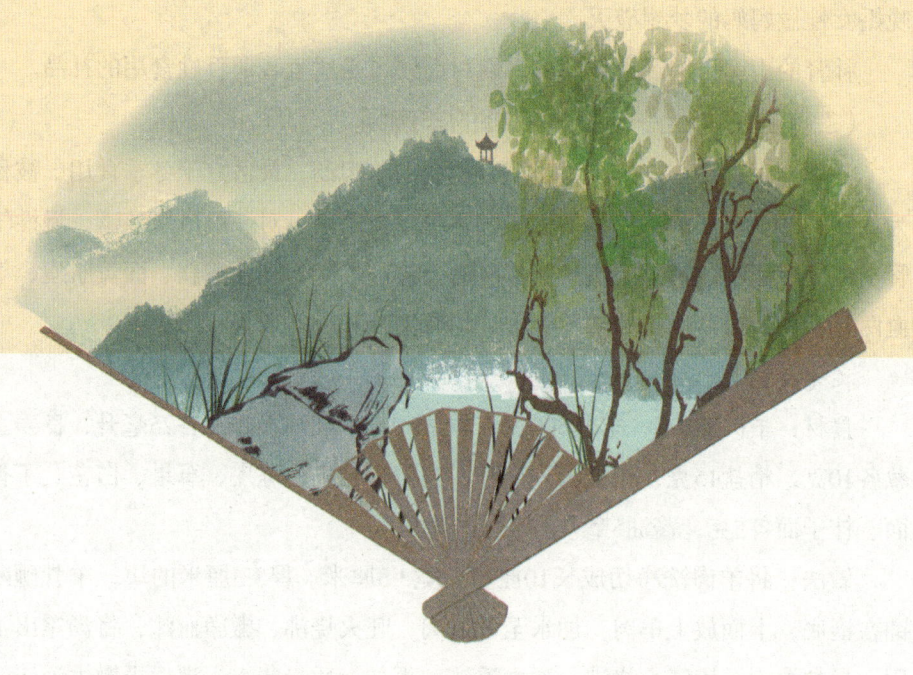

民间的养生保健经验源远流长，中华上下五千年，历代的中医药学家和养生学家不断地积累和总结其中的规律，将各学派养生精要融会贯通，形成了独具中国民风的养生保健方法。对于如何治病疗疾，老祖宗们也有独到的见解。如谚语所说"肺病少吃苦，肾病少吃甜，肝病少吃辣，心病少吃咸，脾病少吃酸，胃病少吃干"。俗话说"是药三分毒，无虚不可补"，如何安全自然地"治病救人"呢？看看民间赤脚医是如何说的。

一

是药三分毒，无虚不可补

谚语解读

谚语云"是药三分毒，无虚不可补""药之效，毒为之""药是纸包枪，杀人不见伤"，药物或多或少都有不良反应，给人体带来不良反应，损害人体健康。

药物在给人类带来福音的同时，也带来了"药祸"。我们不能否认药物为人类健康事业做出了重大贡献，但是药物治病毕竟是一种消极的手段。如果人们加强体质，增强免疫力，就可以减少求助于药物的次数了。药物有不良反应，只在生了疾病时不得已而用之，平时一些小感冒之类，不必问药，可以通过食补来治疗。但是进补也要讲究度，有虚需补时可补，无虚定不要妄补。

医学引据

著名中药师陈木水说："中药大部分是天然药物，有效成分比较复杂，如生物碱、皂素、鞣酸质、挥发油等。既然是药，都会或多或少存在不良反应，尤其在超剂量、使用不当等情况下可引起严重的不良后果。"西药也都会注明服用此药可能出现的不良症状和反应，并且提醒要按医嘱用药。

世界卫生组织倡导非药物疗法，根据调查发现，全世界常见病中有8%是由药物的不良反应引起的，我国每年因吃药而亡的人数约20万！美国死亡病例中有超过3%是死于药物！在肝脏疾病中有30%是由药物引起的！滥用抗生素造成了诸多聋哑儿童的出现。这一连串的数字，让我们看得触目惊心。

养生实例

"反应停"的反思

20世纪60年代前后，有一种新药"反应停"问世。这种药可以使孕妇的妊娠反应大为减轻。欧美许多国家的医生都使用这种药来减轻妇女的妊娠反应，很多人吃了药后，恶心、呕吐的症状得到了明显的改善。于是此药就成了"孕妇的理想选择"。

但不久以后发现，许多服用了这些药的孕妇生产下的新生儿都有短肢畸形的问题，形同海豹，被称为"海豹肢畸形"。后来经过多方调查证实，导致婴儿畸形的"罪魁祸首"就是"反应停"！它的不良反应远远大于治疗的本身。于是，该药被明令禁用。然而，受其毒害的婴儿已多达1.2万名。但这令人心痛的结局却无法挽回，这个事件震惊了全世界。医生和普通民众都开始普遍关注药物的不良反应。

养生启示

临床经验证明，有一半的疾病其实不用药就能自愈。这些病不用药能好，我们为什么还要再往自己身上注入毒素呢？人们常说的"大病进医院，小病进药店"实际上并不科学。

药高一尺，毒高一丈。经常服药，毒性适应了药性以后，就会产生顽固性。药物进入人体，直攻邪气的同时也会损伤正气。人体的阴阳原本是处于平衡状态的，吃了一种药，人体的内部环境就会遭到破坏，这种平衡就会消失，使疾病乘虚而入。著名学者胡夫兰德说的没错，"用药是以人造的疾病在消灭天然的疾病"。我们不妨通过以下方式，使身体永葆健康。

（一）注意用药剂量

目前有很多人认为中药比化学药物安全、可靠，其实不然，据相关文献记载，中草药中有20多种能致死。一些常用的中草药，用药过量也会产生很多不良反应。如我们视为名贵药材的人参，有大补元气，固脱生津，降低血糖，调节中枢神经，改善心脏功能等功效。但是，如果服用过量，就会造成"人参滥用综合征"，出现食欲不振、神经衰弱、失眠多梦等症状。因此要注意按剂用药，不贪、不滥，按医嘱服药，才能达到药到病除的效果。

（二）减少不良反应

绝大多数的中草药具有很好的治疗效果，但同时也具有一些毒性或是不良反应。因此，我们要在充分发挥它良好效果的同时最大限度地降低其负面作用。常用的方法有炒、蒸、煮、烊、煨、烘、焙等。另外，在炙制的同时加入一些黄酒、白酒、醋、蜂蜜等，不仅能去除药物的毒性，还能增强其功效。

（三）正确服用补药

有的人说："补药无害，多多益善，有病治病，无病强身。"凡是药物都是有毒性的，补药也不例外。补药分为平补、温补、峻补三类。而体虚分为阴虚、气虚、血虚。因此对于不同的症状，应选择相应的补药。如果补药运用得当，对体质虚弱的人是有一定裨益的。如果运用不当，就会出现多种不良症状，甚至是中毒，危及生命。

二

患了糖尿病，切莫心惊恐

谚语解读

民间流传的谚语"患了糖尿病，切莫心惊恐"告诉我们，如果得了糖尿病，千万不要惊恐。很多人知道自己得了糖尿病就觉得世界末日要来了，自暴自弃。谚语"有病早治，无病早防"告诉我们，对于疾病我们应该及早发现、治疗。没有病的时候，应该多加预防。注意经常通过自检或医检的方式检查身体，这样才不会出现突然知道自己得了重病，惊恐万分的局面。

医学引据

中医在《黄帝内经·素问》中提到"消渴症"，现在所说的糖尿病，就是属于消渴症的范围。东汉医圣张仲景在《金匮要略》中，把糖尿病症状概况为"多食、多尿、多饮"。中医将糖尿病的原因概括为"情志内伤、劳逸失度、气滞血淤"，意思是说情绪不良，疲劳过度，血气不顺造成了糖尿病。中医强调应该通过控制饮食、调整情志、运动锻炼来预防糖尿病的发生。

现代医学证明，人在饮食之后，血糖会慢慢升高，同时胰岛素也会升高，从而使血糖保持在正常的范围之内。而患上糖尿病后，人的胰腺功能减退，分泌的胰岛素不足，无法将血糖保持在一个合理的水平，如果不进行治疗，加上饮食不合理，就很容易使血糖过高，使病情加重。

糖尿病被称作富贵病，目前医学尚无法根治，需要通过平时的饮食调整来预防和治疗，如果发现糖尿病的症状，应该及时就医，避免病情恶化。

养生实例

泳坛传奇加里·霍尔

加里·霍尔是国际游泳界的传奇人物。在亚特兰大奥运会，他以两金两银的成绩在自己的运动员生涯上画上重重的一笔。不幸的是在这之后他查出患有糖尿病，但加里·霍尔并没有因此结束游泳运动员的生涯，他用自己的意志，坚持训练。在2000年悉尼奥运会上，他勇夺自由泳冠军，并在混合游泳项目中还打破了世界纪录。加里·霍尔乐观的态度，让所有人都为之钦佩。由此可见，糖尿病并不意味着生命的终结，只要我们及时治疗，养成健康的生活方式，糖尿病也并不可怕。

养生启示

糖尿病带来的危害很多，但是我们可以通过调整生活习惯，控制糖分摄入来预防糖尿病。下面就提供几种预防糖尿病的方法。

（一）饮食有规律

首先预防糖尿病的方法就是要保证饮食要有规律，不可以暴饮暴食。一日三餐应该多吃蔬菜，饭后少吃含有葡萄糖、蔗糖等多的食品。因为饭后人的血糖会升高，如果这时候吃含糖量高的食品，就会加快血糖上升的速度。如果自己家族中有糖尿病病人，更应该注意糖尿病的防治。在季节更替的时候，吃一段时间的维生素C，这样可以提高自身的免疫力。总之，应该保证饮食规律，以预防为主。

（二）规律作息，坚持锻炼身体

糖尿病在我国是十分常见的，而且发病率较高，现代医学还没有找到一种完全根治糖尿病的方法，但是可以通过医治控制疾病。每天应该坚持良好的作息时间，工作之余，多参加体育锻炼，保持良好的心情，可以起到很好的预防和治疗作用。有很多患者通过这种方法，最后安享天年。

（三）控制糖分的摄入

这里所说的糖分是指蔗糖和葡萄糖，这两类糖会引起血糖升高。蜂蜜的主要糖分里面含有葡萄糖，应该控制其摄入量。

三

十人九痔，防不胜防

谚语解读

痔疮是肛门直肠底部和肛门黏膜的静脉丛发生扩张，形成多个柔软静脉团的一种慢性疾病。民间流传着许多关于痔疮的谚语，比如"十男九痔""十人九痔，防不胜防"，这些谚语告诉我们，痔疮这种病，发病率比较高，做到彻底杜绝比较难。因此我们应该了解痔疮，尽量防范，如果得了痔疮，要尽早治疗。

医学引据

中医认为，痔疮发生是由于"燥热内生，便秘努责，血行不畅，结滞不散而成"，这是说引起痔疮的原因一是我们平时吃太多辛辣的食物，导致身体内上火；二是平时坐得太久，排便不畅，造成气血不通，静脉回流不畅。

中医古书《奇效良方·肠澼痔漏门》中提到："痔于肛门生窠，或在外面或在内，有似鼠乳者，有似樱桃者，其形不一；其病有痛有痒，有硬有软，有肿痛便难者，有随大便下清血不止者，有穿窍血出如线者"，意思是说痔疮，长在肛门部位，有的像老鼠的奶，有的像樱桃，每个患者痔疮形状各不相同；痔疮有硬也有软，会发生疼痛或瘙痒，得病的人，有排便疼痛和便血的症状，等等。

现代医学认为，痔疮分为内痔、外痔、混合痔疮，属于慢性病的一种。经过调查，痔疮的发病率很高，而且20～40岁的人是痔疮的高发年龄，会伴随着年纪的增长而加重。

痔疮并不可怕，虽然发病率高，但是只要及时发现、治疗，还是可以缓解痔疮带来的痛苦的。

养生实例

痔疮也会危害健康

徐老太太因为生有痔疮，引发了便秘，排便不通畅，尿量也很少。更为严重的是，她患有高血压，在排便的时候，腹部用力导致血压升高，结果就使脑血管比较细的地方出现了血栓。因此痔疮对于老人而言就像一颗定时炸弹，对徐老太的生命健康造成了极大的困扰。为此老人特地为了它做了一次手术，为了防止痔疮复发，医生还叫她平时多注重饮食，控制排便时间，多做一些收肛运动。徐老太遵从医嘱，养成良好的生活习惯，几年过去，痔疮未再复发。

养生启示

虽然民间流传的谚语说"十人九痔，防不胜防"，但是，我们还是可以通过一系列方法来减小痔疮的发生几率，下面介绍几种预防痔疮的好方法。

（一）控制排便时间

很多人上厕所都喜欢看些书和杂志来打发时间，其实这是非常不好的习惯，因为书和杂志会让你延长在厕所里待的时间。每次排便的时间如果超过3分钟就很容易引起痔疮。对于初期的痔疮患者，应该让每次排便的时间控制在1分钟以内，这样可以自行康复。

同时，应该养成每天早晨在厕所蹲一蹲的习惯，避免大便在肠中时间过长造成便秘。如果发生便秘，也不要用力过猛，应该缓慢用力，避免撑破肛门引起肛裂、脱肛等疾病。这样坚持下来，大便会更加有规律。

（二）早晚多做收肛运动

引起痔疮的原因之一就是长期坐着。工作需要长期坐着的人，应该每天坚持上下午做10次收肛运动。在每天早晨起床前和晚上睡觉前做收肛运动还可以防止肛门松弛、大小便失禁等疾病的发生，老年人可以相应增加收肛运动的次数。

（三）用柔软的卫生纸

应该在每次便后用柔软的纸擦净肛门，不可以用硬物来代替软纸，这样很容易把肛门划出血，引起细菌感染。因为肛门附近可能会有些脏东西无法清除，所以我们应该在每天睡前清洗肛门。排便后可以在肛门部位夹上较柔软的纸，这样在我们走路的时候，直肠静脉可以迅速还原，起到预防痔疮的作用。

（四）注意饮食

饮食是引起痔疮的另外一个重要原因，我们可以通过调节饮食来预防痔疮的发生。平时应少吃辛辣的食物，多吃蔬菜、水果、粗粮，避免上火。还要多喝水，避免大便干燥。多吃香蕉等食物促进肠胃蠕动，帮助消化、排便。

（五）切勿用手挠

如果出现肛门瘙痒症状，可能是蛲虫病，千万不可用手去挠，否则容易引起感染。应该去医院看医生，用杀蛲虫药驱虫。

四 若要治失眠，煮粥加白莲

谚语解读

俗话说："若要治失眠，煮粥加白莲。"白莲在治疗失眠方面有意想不到的功效，用白莲煮粥更是一种滋补佳品。

中国古代贵族常吃的"大补三元汤"中就有白莲。在宋代《武林旧事》一书中也写到过白莲子是宋高宗的御宴中常常出现的菜料，甚至在《西游记》、《红楼梦》中也多次提及了以白莲为主要菜料的美食。莲子汤更是常常成为一些重要宴席的压轴菜，所以便有"无莲不成席"的说法。

医学引据

莲子无论是作为美味佳肴还是养生良药都经历了几千年的历史，它对许多疾病的治疗效果明显且经过了长期实践的验证，人们常用它来治疗心悸、失眠、腹泻、胃虚弱等病症。

《本草纲目》中就认为莲子有"交心肾，厚肠胃，固精气，强筋骨，补虚损，利耳目，除寒湿"等功能，能起到补脾止泻、清心养肾的良好效果。

中医药研究还指出"莲子善补五脏不足，通利十二经脉气血，使气血畅而不腐"。莲子中含有丰富的磷、钾、钙以及各种维生素，能促进体内某些酶的活化，使神经能够尽量保持畅通，起到镇定神经、维持肌肉伸缩性和稳定心率的作用，这对于神经衰弱和高血压有很好的疗效。莲子中所富含的磷还有助于身体的新陈代谢，维持酸碱平衡，起到安心养神的作用。对中老年人来说是健脑、增强记忆力、防止老年痴呆的最佳果品。

莲子中含有的氧化黄心树宁碱能较好地起到防止鼻癌的作用，莲子中的棉子糖也是老少皆宜的养生滋补良品。此外，莲子可以用于治疗男子遗精、女子月经白带过多等症状，因为莲子碱有平抑性欲的作用，能有效治疗男子遗精症。

养生实例

失眠的良药

曹先生是本田公司的一名员工，生活还算富裕，但有一个问题苦缠了他十几年之久。他每天一到深夜就特别精神，久久不能入睡。明明想睡却睡不着，这让他十分痛苦，脾气也变得越来越暴躁。为了能保持充足的睡眠，曹先生选择用药物控制睡眠，但是安眠药的效力在一段时间后便不再显著。一位中医朋友让他尝试着用莲子煮粥，长时间坚持食用。曹先生听从了朋友的建议，第二天就开始实践，一开始几天效果并不显著，坚持喝莲子粥有一年左右之后，失眠问题终于彻底消失。曹先生因为精神亢奋，导致大脑皮质抑制而无法进入睡眠状态，因而引起失眠，而莲子可以起到安神养心的作用，长期服用，能平缓心神，治疗失眠。

养生启示

几千年来受到养生人士喜爱的莲子作为养生佳品，既可为药也可为食。以莲子为主的美食也不在少数，而且莲子与不同的食物搭配还能产生不同的养生效果。

（一）吃法多多益处多多

莲子具有很高的药用价值，能补脾益胃、安神养心，莲子粥更具有开胃、顺肠，防治心气不足、气短出虚汗的作用。莲子加上大枣、龙眼一起煮烂可治疗贫血；加百合、银耳则可以减心火。

（二）食莲当知有禁忌

莲子有涩肠止泻的能力，所以大便燥结者要谨慎食用，特别是由于阴虚内热引起便秘的老年人，不宜再服用此类收涩伤阴的食物。

同时，莲子心也是滋补良药，但是此物苦寒，空腹时最好不要食用，特别是胃寒的人。若莲心发黄，最好不要食用。此外，莲子茶虽然好喝，但不能过量饮用。

（三）经典食谱推荐

三宝莲子粥

食材：莲子、百合、粳米各适量，少许食盐。

做法：首先将所有材料洗净，莲子去心，然后将全部材料都放进煲内，加入清水。用大火一直煮到沸腾。等到莲子开花成稀粥后放入食盐调味。

作用：养阴益肾，润肺止咳，清心安神，助睡眠。

五

贫血气不足，多食桂圆肉

谚语解读

《本草纲目》中有一句话是"食品以荔枝为贵，而滋益则龙眼为良"，其中的龙眼指的就是桂圆，意思就是桂圆对人体有滋养保健的作用，是民间常用的滋补食品。

桂圆在我国有两千多年的养生历史，早在许多古文中就有赞美桂圆的句子，如"绝品轻红扫地无，纷纷万木以龙呼，实如益智本非药，味比荔枝真是奴""久服，强魄聪明，轻身不老"等，都向我们展示了古时人们对桂圆滋补作用的肯定和推崇。

桂圆作为一种经久不衰的营养保健食品，在现代社会，仍然受到人们的欢迎，是人们强身健体、延年益寿不可缺少的经典食品之一。

医学引据

关于桂圆的最早记载可以追溯到我国汉朝以前，此物历史悠久，营养价值不可小觑。

《神农本草经》中记载，龙眼有治疗"五脏邪气，安志厌食"的功效，适用于心脾两虚以及气血两虚的人。此外，桂圆肉可入心、脾两经，补益心脾，有强身健体，安神宁气，滋补养血，益脾开胃，润肤美容的作用。对失眠、心悸、神经衰弱、记忆力减退、贫血等症状也有可观的疗效。

现代医学则表明，桂圆肉中含有蛋白质、脂肪、糖类、有机酸、粗纤维等各种营养元素及多种维生素矿物质，营养非常丰富。而且，桂圆肉还有抑制脂质过分氧化和提高抗氧化酶活性的作用，这就意味着桂圆肉有一定的抗衰老作用。

除此之外，桂圆还具有提高机体免疫功能，降血脂，增加冠状动脉血流量，增强机体素质等作用，可谓是功能强大，对于体弱贫血、年老体衰、产后血亏、神经衰弱的人大有裨益。

养生实例

宝玉"醒神汤"

在红楼梦中，在宝玉神志恍惚的时候桂圆汤就会及时出现。一次是在第六回中宝玉梦游太虚幻境时，青春萌动的少年宝玉，每每想起在太虚幻境中的"云雨之欢""儿女之事"时，心情总是那么的"乱糟糟"。还有在第一百十六回中，宝玉因玉昏死再入通灵幻境。失了神的宝玉让人束手无策，只有那桂圆汤，让宝玉三两口就"渐渐定了神"。

失神的宝玉为什么会在桂圆汤的作用下恢复神志呢，这要归功于桂圆肉强心安神的作用。桂圆肉可进入人的心、脾两经，而心经与人的意识活动、精神状态密切相关。宝玉的失神导致他的意识涣散，精神不济，而桂圆肉恰恰就可以安抚他的神志。

养生启示

桂圆性平味甘，可以生食，煎汤，熬膏，浸酒服，也是日常炖品中经典的原料之一。尽管桂圆性温，营养高，但是凡是食物总有相生相克之理，那么怎么吃，才能既保持桂圆的营养，又能吃出好味道呢？

（一）经典食法

（1）桂圆10枚左右，用沸水浸泡约5分钟就可食，方便快捷，又能安神定气，是经常熬夜的人的佳选，闲暇时也可做零食。

（2）桂圆数枚，在水中煮沸约10分钟，再加两个鸡蛋，出锅后加适量白糖，是不错的午后点心，既美味，又有护肤养颜的功效。

（二）食用禁忌

"龙眼益气补脾胃，治妇人产后水肿，气虚水肿，脾虚泄泻"，说的就是桂圆对于产妇有增强体质、稳定情绪的作用。但是对于怀孕早期的妇女来说，桂圆是万万吃不得的。食桂圆对于早期的孕妇而言，会使她们动血动胎，常食还会导致腹痛呕吐，甚至引起流产或早产。

另外，有上火发炎症状的人也不宜多食，因为桂圆容易燥热。中医提示，如果有大便干燥、口干舌燥的症状，最好少吃桂圆。不过桂圆若是用来泡茶煲汤，火气会大减，如果你爱吃桂圆又怕上火，可以泡茶煮粥吃。

（三）经典食谱

桂圆莲子粥

食材：圆糯米，桂圆肉，去心莲子，去核红枣，冰糖适量。

做法：首先将莲子、红枣、圆糯米洗干净，浸泡水中。然后将莲子和圆糯米放入锅中，加适量的水，用小火煮40分钟左右，再加入桂圆肉、红枣，煮15分钟左右，最后根据个人口味加入适量冰糖便可食用。

作用：桂圆莲子粥有安神益脾、补中益气的作用，尤其适合有抑郁症或者失眠的患者食用。

六

耳朵不聪，酒（红葡萄酒）泡洋葱

谚语解读

洋葱是一种很好的煮菜配料，用洋葱和各种蔬菜肉类搭配烹饪十分美味，同时洋葱对人的身体有益，是一种养生材料，能防治许多疾病。

谚语有云"洋葱蘸酱，越蘸越香""一天一洋葱，快乐又轻松"。可见每天吃点洋葱，不仅美味，还能让人健康快乐，对身体好处多多。此外，俗话还说"耳朵不聪，酒（红葡萄酒）泡洋葱"，这为我们提供了一个很好的治疗耳朵不灵症状的方法——用红葡萄酒泡洋葱。

医学引据

《本草纲目》中说洋葱"味久不变，可以资生，可以致远。化臭腐为神奇，调鼎俎，代醯酱，携之旅途"，意思是说，洋葱的味道经久不变，有很强的消除异味的功效，它可以作为调料，也可用来蘸酱食用，是旅行携带食品中的最佳选择。这说明了洋葱的基本功用。

现代科学证明，吃洋葱好处非常多：第一，洋葱能够促进胃液分泌，提高人的食欲，促进消化；第二，洋葱内含有降血压的成分，可以降低血压，高血压患者不妨适量多吃；第三，洋葱中所含的维生素B_1，可以消除疲劳，使人精力充沛；第四，每天吃一些洋葱，能补益心脏，使体内不良的胆固醇降低，预防胃癌的发生；第五，洋葱中所含的丰乳糖，能提升大脑记忆力；最后，洋葱有辣味，可以让身体出汗，可以用于治疗感冒、发烧等病症。

养生实例

葡萄酒泡洋葱的神奇疗效

《台州数字报》曾经报道过这样一个事例，今年82岁的陈大巧在40岁的时候，发现耳朵有些不灵敏，还有高血压病，吃降压药作用也不是很明显。后来经过朋友介绍，他开始用葡萄酒泡洋葱酒喝，每日约喝50毫升。两年后，他的血压就正常了。到现在他都没有再吃过降压药。现在身体还很硬朗，左右耳的听力都很正常，原先他的视力下降的状况也有所好转，还有一些别的老年病症都消失了。

养生启示

用葡萄酒泡洋葱的好处非常多，对于治疗高血压、白内障、老年痴呆等老年疾病效果极佳，这都得益于洋葱的许多功效，这种喝法在日本非常流行。下面来说说葡萄酒泡洋葱的具体做法，并介绍一些洋葱的其他食用方法。

（一）葡萄酒泡洋葱

材料：洋葱3个，红葡萄酒500毫升。

做法：洋葱洗净，去皮，切成小片，装入玻璃器皿中，倒入红葡萄酒，盖好密封，在阴凉地方放置1周时间，然后将洋葱片取出即可饮用。

用法：每日20～50毫升，老年人不宜喝太多；每日饮1～2次。

作用：降低血糖，改善老花眼，治疗白尿症，改善听力等。

（二）妙手剥洋葱

剥洋葱可不是一件容易的事情，经常有人剥洋葱剥得"眼泪流"。这是因为洋葱中有挥发物质，对眼睛的刺激很大。这里我们介绍几种可以避免洋葱刺激眼睛的方法，可以根据需要选择。

（1）最方便的方法就是，把整个洋葱放在水里剥，这样，洋葱挥发出来的物质就会被水阻隔，不会刺激到眼睛。

（2）在我们准备剥洋葱的时候，可以将切菜的菜刀放在冷水里面浸一下，然后再拿出刀来切洋葱，可以减轻刺激度。

（3）可以在剥洋葱的时候屏住呼吸，或者在鼻子里面塞两团纸，效果也很好。不过这个方法不利于呼吸，仅供参考。

（三）洋葱美食谱

（1）洋葱海鲜汤：煮海鲜，加入洋葱（切碎），除去腥味。首先把鸡蛋打散，加入味精、盐、胡椒粉、清汤搅匀，蒸熟，取出。然后将洋葱碎、草菇片、海鲜段煮熟，放入打散的蛋中。最后在锅内放清汤，放入味精、盐、胡椒、料酒,煮开后放入海鲜以及蛋羹,一碗美味的洋葱海鲜汤就做好了。

（2）洋葱饼:在碗中混合半杯面粉、8汤匙的牛奶、1个鸡蛋、1勺色拉油和少许盐,搅拌均匀。然后将切段的洋葱圆片分成一个一个洋葱圈。在锅里的油烧到七分热的时候,将切好的洋葱圈浸入面糊里,让洋葱均匀沾上面糊,滚上一层面包粉。再放入油锅中,轻轻翻,使洋葱圈颜色均匀,炸到变成金黄色。可以加点番茄酱食用,味道更加鲜美。

最后提醒大家注意,在吃生洋葱的时候,是不可以喝蜂蜜的。因为吃完生洋葱后,胃液大量分泌,会使人体对蜂蜜产生过敏反应。

七
女有月经,不畅不好

谚语解读

造化让女人生得像个"血布袋",每月有一次规律的生理周期;经常听女性朋友说做女人真麻烦,每个月都要应付一次长达3~7天的生理周期,期间正常活动被限制了,再有痛经整个人最起码要低调两三天;如果月经来得早了晚了,依然苦恼,会担心是不是身体出了问题。

其实月经是女性特有的生理现象,是女性生命力与生殖活力的象征,发生月经不调、闭经等问题会让身体不适,还会影响心情,真可谓"女是血布袋,不流不痛快"。

医学引据

《黄帝内经》中记载女子"二七天癸至,任脉通,太冲脉盛,月事以时下"。

正常女性到青春期后,卵巢、子宫、输卵管发育成熟,在促性腺激素的作用下,卵泡发育成熟并排卵,雌激素产生并刺激子宫内膜增厚。如果卵子未受精,子宫内膜血管收缩,内膜坏死脱落,引起出血,血液混合内膜碎片一起经阴道排出体外,是为月经。

正常的月经间隔28~30天，每次来潮持续3~7天，第2~3天血量最多，总出血量在100毫升以内；经血颜色暗红，不易凝固，微腥无异味。

月经异常情况有月经不调和闭经。月经不调表现为月经提前或延后、经期过长、血量颜色异常及痛经等，并伴随肤色变化、情绪不稳、头痛失眠、乳胀等症状。闭经是女性18岁后仍未有月经或月经周期基本建立却又停止3个月以上（除怀孕）的症状。月经紊乱可能由工作紧张、起居生活不规律、生殖系统发育不完全或病变、高血压及全身性疾病等因素引起，需要根据自身症状就医问药。

养生实例

减肥减到了闭经

雅文是某外企的白领，拥有一副让人羡慕的好身材。为了保持身材，雅文一直节食并长期服用减肥药，一米六五的雅文从体重60千克很快减到了40千克，她觉得很满意。只是最近不想瘦的臀部、胸部也大大缩水了，皮肤出现了很多皱纹和黄斑，让雅文感到恐惧的是，她的月经好几个月没来了。男朋友拉着脾气越来越坏的雅文到医院检查。结果是，雅文减肥过度导致内分泌失调，闭经了，再减下去，她可能丧失生育能力！

医生说过度的减肥造成体重过轻会导致代谢和内分泌紊乱，最明显而迅速的信号就是闭经。内分泌功能的恢复是漫长的，此间人体雌激素持续低水平，导致内外生殖器官萎缩，提前衰老，严重时会导致不孕。补救办法是正常饮食，恢复体重，适当运动促进健康，补充雌激素，必要的话可服用雌激素。

养生启示

发生月经不调的人需要专业的治疗才可恢复健康。排除器质病变后，引发月经不调的原因更是多种多样，轻度的月经不调可通过建立良好的生活习惯和合理的调理自行解决。这里为女性朋友们介绍一些日常饮食起居调理月经的方法。

（一）合理饮食、规律起居调理月经

（1）虽然年轻人活力旺盛，但毕竟是女孩，生冷、辛辣、油炸膨化类的食品少吃为好；天冷了，温度、风度我们都该要，特别是在特殊的那几天，一定要防寒保暖。

（2）"胖也好瘦也好，何必庸人自扰"，别太执著于减肥了，有了身材没了健康不划算，减肥药、魔鬼节食法统统都丢掉吧。

（3）早睡早起身体好，生命在于运动，也许还不能充分理解，但还是照做的好。

（4）高科技的手机、电脑、PSP带来便利与刺激的同时，也带来了辐射，扰乱了我们自身的磁场及内分泌，留些时间调理一下我们自己的磁场。

（5）有时间就去接触大自然，与朋友们天马行空神聊一番，为的是保持心情愉快。

（二）治疗月经不调的民间验方

中医认为，经水出于肾，调理月经，恢复滋润的容颜根本在于补肾，一般以补肾、扶脾、疏肝、调血理气为主。

1．当归四逆汤

食材：当归15克，桂枝10克，芍药12克，细辛1.5克，甘草6克，通草10克，大枣5枚。

用法：几味药一起加水浸泡8小时左右，煎至200～300毫升，每日1剂，早晚分服，10日1个疗程，连服2～3个疗程。

作用：此方可用于治疗闭经、多囊卵巢综合征。

2．蜂蜜丹参水

食材：蜂蜜250克，丹参1000克。

用法：将丹参加水煎3次，合并滤液并浓缩，分两次服用，每次服30克。

作用：此方适用于痛经、闭经、月经延后等妇科疾病。

八

鱼虾营养全，降脂软血管

谚语解读

古语有云"海虾，盐渍暴干，乃不发病，开胃化痰，病人可食""鱼之味，乃百味之味，吃了鱼，百味无味"，意思就是鱼虾不仅味道鲜美，还营养丰富，容易消化，多吃可以让我们强身健体。

从古至今，鱼虾一直为人们所喜爱，其原因不仅仅是鱼虾的味道鲜美诱人，更主要的还是鱼虾里含有丰富的营养。如谚语所说"鱼虾猪蹄补乳汁"，产妇产后如果有乳汁少或者没有的情况，可以吃鱼虾来补充乳汁。乳汁是我们婴幼儿时的营养来源，而鱼虾具有催乳的作用，其营养含量之丰富可想而知。

医学引据

虾的营养价值早在古时就有所记录，如《本草纲目》中说"凡虾之大者蒸曝去壳，食以姜醋，馔品所珍"。除此之外，中医理论还发现虾有补肾壮阳、补精通乳、稳定情绪的作用，多吃虾有增强免疫力、提高性功能、集中注意力的功效，对体虚气短、茶饭不思的人有良好的滋补作用。

而现代医学则发现，虾含有人体必需的氨基酸、钙、磷、钾、胡萝卜素等多种人体所需营养成分，同时，虾还是高蛋白、低脂肪的食品，肉质松软，容易被消化，是身体虚弱的人的补品佳选。

而鱼的作用，清朝陈士元所著《本草新编》认为主要在于"补精益血"。其实不同的鱼有不同的营养价值，比如我们常吃的带鱼有补虚暖胃、杀虫祛风的作用，而草鱼有平肝暖胃的作用。鱼的品类繁多，我们可以根据自己的需求挑选，做到有意识、有针对地补养。

现代医学认为，鱼和虾一样都是蛋白质含量高而脂肪含量低的产品，含有丰富的蛋白质、钙、磷及多种维生素，而且鱼类所含的蛋白质中的氨基酸和人体蛋白质中的十分相似，易被人体消化吸收。有研究称，一周吃不到一次鱼的人，很容易患上轻微抑郁症，人们在日常生活中对鱼的需求由此可见一斑。

养生实例

爱斯基摩人的降脂小秘密

北冰洋的格陵兰岛生存着一群以捕鱼为生的土著民族——爱斯基摩人。由于身处极寒之地，爱斯基摩人以鱼类、兽类为食，很难吃到蔬菜、水果。医学专家认为，经常吃动物脂肪而少吃蔬菜、水果的人容易患上心脑血管疾病。但奇怪的是，爱斯基摩人身体健康，很少有人罹患高血压、冠心病、脑中风等疾病的。这种现象同样发生在日本一个岛上的渔民身上，到底是什么原因导致这不可思议的结果呢？科学家们经过数年的研究，终于揭开了谜底——爱斯基摩人和日本渔民经常食用的海鱼富含EPA、DHA等人体必需脂肪酸，这使得他们远离了心脑血管疾病的威胁。

养生启示

调查研究表明，虾的体内含有丰富的镁，而镁对人体心脏及血管的活动有重要的调节作用，多吃虾可以降低人体内胆固醇的含量，预防动脉硬化和高血压等疾病。而鱼的作用就更为广泛，广为人知的有预防哮喘、降低高血压、延迟衰老等。

但是鱼虾是凉性食品，容易引起过敏症状。那么，究竟鱼虾应该怎样吃才能使营养和美味都兼而得之呢？

（一）食物禁忌

虾内含有丰富的钙质，不能和葡萄、苹果、柿子等含有丰富鞣酸的水果同吃，同吃容易导致腹泻、呕吐等症状，严重的可能导致死亡，在吃虾时我们应该多加注意。此外，医生建议，吃虾后至少应该间隔2个小时以后才可以吃水果。

鱼虽然是美味佳肴，但是烧焦的鱼肉就有可能成为致癌物质，毒性较大。另外，肝硬化患者、痛风者、血友病患者也应该慎食。

（二）对症下"菜"

鱼虾种类繁多，各有千秋。比如说海虾对于肾虚、乳汁不足等症状颇有作用,河虾又擅长治疗阳痿气虚。鲫鱼有利水消肿的功能,而鲢鱼又是益气暖胃的佳品。

各种各样的营养价值使得鱼虾成为食疗素材的不二选择。我们可以根据自身的不同需求来选择具体的食材,做出食疗价值丰富的鱼虾盛宴。

(三)经典食谱

油焖大虾

食材:对虾数只,料酒,精盐,白糖,味精,大料,葱段,姜片,清汤,花生油,香油。

做法:将对虾洗净,去除虾须和虾腿,将虾沙包取出,再将虾背剪开,放在一边。然后将花生油放入锅中烧热,放入大料、葱段、姜片煸炒,再放入洗好的对虾,炒出虾油,放入料酒、精盐、白糖、清汤至烧开。再用微火焖,等汁微浓的时候放入味精,加入香油即可。

作用:油焖大虾对肾虚怕寒、疲倦腰酸的人疗效显著。

九

马齿苋是个宝,痢疾不用尝百草

谚语解读

民间有一个关于马齿苋的美丽传说。上古之时,天上出现了十个太阳,田地禾苗通通枯萎了。二郎神肩挑着两座大山,向太阳追去,太阳无处藏身,情急之中,见到油绿油绿的马齿苋,郁郁葱葱够藏身,便藏在马齿苋丛中。后来,太阳为了报答马齿苋的救命之恩,便再也不给马齿苋强烈的阳光,不论天气多热,别的植物又蔫又干,马齿苋始终郁郁葱葱,苍翠欲滴,开花结籽。

俗话说得好,"马齿苋是个宝,痢疾不用尝百草",它的茎和叶有清热解毒之功效,凉血止痢。以马齿苋的植物入药,可以治痢疾,是我们先人传下来的老方子。

医学引据

中医认为，痢疾主要是由于湿热毒侵入肠道，或饮食不节制，损伤了脾胃所致。

关于马齿苋治痢疾，古书早有记载，如《唐本草》中说："马齿苋能清热解毒，治热痢脓血。"关于它的食用方法，《太平圣惠方》中建议将它煮成清粥，空腹食用较好。《开宝本草》中记载马齿苋还有"服之长年不白。治痈疮，杀诸虫。生捣汁服，当利下恶物，去白虫"等功用。

此外，马齿苋还具有散血消肿的功效，能够治疗痈肿、恶疮、瘰疬等诸多病症。它的种子还可以清肝、明目，可谓浑身是宝。

养生实例

晒不死的马齿苋

当年，汉光武帝刘秀被王莽追杀，正值炎热的夏天，身体还不争气，居然开始拉起肚子。情急之中，他藏身在一株特大的马齿苋之下躲追兵。天气酷热难当，他看到身边嫩嫩的马齿苋，忍不住拔了几株嚼起来解渴，没想到，居然止住了拉肚。后来刘秀赞其护身疗疾之功，高温不屈之质，赐名"晒不死"。

此外，根据唐朝李绛《兵部手集》中的记载，相国武元衡在西川时，"患胫疮"奇痒难忍，访遍名医，都没有效果。回京之后，有厅吏献上马齿苋的方子，用了之后立即见效。

养生启示

关于马齿苋，有许多有趣的传说和谚语，如"要想痢疾好得快，用一用马齿苋菜""要想健健康康没烦恼，马齿苋菜祝你好。做成酸酸甜甜菜，宝宝喜爱笑开怀"，但是马齿苋的食用也有一些禁忌，"孕期妇女不要食，胃寒患者莫要吃，小小苋菜虽神奇，适量适时是关键"，所以这里将给大家全面展示马齿苋的利与弊，让大家正确认识马齿苋，做到"安安全全遵医嘱，早早康复合家乐"。

（一）营养全，效用好

马齿苋的鲜嫩茎叶中含有丰富的蛋白质、脂肪、钙、磷、铁、胡萝卜素、维生素C等营养元素及丰富的柠檬酸、苹果酸、氨基酸等成分。它可以参与形成眼角膜等身体重要组织的合成，还能增强视网膜的感光性能。

此外，马齿苋对大肠杆菌、痢疾杆菌、伤寒杆菌等均有较强的抑制作用，特别是对痢疾杆菌的作用很强，适宜患有急慢性痢疾肠炎以及膀胱炎、尿道炎的人服食。

（二）做美食，巧治病

民间谚语云："马齿苋，沸水炸，人们吃了笑哈哈，为了啥？丑陋的白发消失啦！"这说明在我国民间，很早就发现了马齿苋治疗少白头的功效。此外，马齿苋最重要的作用就是治疗痢疾，用马齿苋菜做的食物，都有治疗痢疾的作用，而且简单方便还安全。比如蒜泥马齿苋、马齿苋菜粥、马齿苋芡实瘦肉汤、糖醋马齿苋等各种佳肴。

如果孩子得了痢疾，不必给孩子吃又苦又难下咽的药，不妨用马齿苋做一锅香喷喷的美味马齿苋菜粥，孩子喜欢吃，病自然也就好得快，比吃药更实惠，也更方便。

（三）虽然好，要吃少

但是马齿苋还有一些副作用。对于怀孕期的女性来说，马齿苋有堕胎的作用，所以，孕期女性千万要注意哦。

此外，《本草经疏》说"凡脾胃虚寒、肠滑作泄者勿用；煎饵方中不得与鳖甲同入"，马齿苋属于苦寒性的植物，吃多了容易伤害脾胃。而且，临床应用证实了口服马齿苋制成的药物无明显毒性，但是针剂用量较大时，有可能会引起恶心。因此，马齿苋虽然浑身都是宝，但是也要适量地服用。适量食用，才能起到最好的作用。当需要服用有马齿苋制作的药物时，一定要谨遵医嘱，不可自行做主。

十
白痰轻、绿痰重，吐了黄痰要了命

谚语解读

老话说"白痰轻、绿痰重，吐了黄痰要了命"，就是从痰的颜色来看我们的健康状况，这和中医上观脸色视病情、察舌苔诊病情有异曲同工之妙。

所谓痰，是呼吸道里产生的病理产物，是一种黏稠的物质。而恰恰是痰的出现，才提醒了我们要关注自己的身体健康了，因为不同的痰的颜色代表着不同的病因或者病情的轻重。

医学引据

关于以痰的颜色区分病情，医学专家给出以下几种情况。

灰黑色的痰，表示身体里吸入了金属粉末或炭末，也有可能是灰尘的沉淀，揭示出工作环境或者生活环境造成的伤害。冬天烧煤的城市，呼吸道有疾病的人就很可能有这种颜色的痰出现。而矿工、养路工等接触灰尘的工人，也要多注意预防出现这种问题。

白色的黏痰是最常见的，它表示呼吸道有轻微的炎症。吐这样痰的人，常是感冒的患者。这样的情况不用担心，吃些药，注意保暖即可。

如果有颜色粉红如泡沫状的痰，多是肺水肿患者的分泌物，这种情况下要及时就医。比如绛红、绛紫色的痰，大多来源于肺部肿瘤，即使浓度不高，病情也是很严重的。还有铁锈颜色的痰，表示这个人有可能患了大叶性肺炎。

当然，黄色或绿色的浓痰，表明吐痰人体内有化脓性炎症。这是很严重的情况，不及时看病，真会如俗语讲的"要人命"。

带血丝的痰，就像电视剧里那种情况，咯血。多半是肺结核。

养生实例

润肺化痰靠食疗

李老太的丈夫有气管炎,每天呼哧呼哧喘得很厉害。做护士的邻居说她丈夫的痰呈现铁锈颜色,有可能肺部出现炎症,平时饮食上要多注意调养肺脏,可以多吃些梨润肺止咳,防止病情加重。于是李老太便每天早晚给丈夫精心制作饮食,用蜂蜜蒸萝卜、蒸冰糖梨,还勒令老伴戒掉烟酒,每天都监督实施。坚持半年左右,老伴儿的喘息声少多了,虽然气管炎没有好,但是比以前轻了许多,因为蜂蜜蒸萝卜、冰糖蒸梨有润肺化痰的作用,长期调养肺脏,痰也少了,而且再没有出现铁锈色的痰。

养生启示

痰是呼吸道的垃圾,包含着我们自身分泌的黏液还有吸进肺里的灰尘、烟尘、细菌、病毒,呼吸道和肺里的脱落细胞、坏死组织、血细胞、脓性物等许许多多体内废物。

研究发现:在一口痰中,可以存活几百种、上亿个细菌,和几十种容易让人生病的病菌。这些病菌在痰里的存活时间特别长,甚至长达数月!吐在地上的痰干燥后,病菌就会黏附于灰尘,飘浮起来,被人们吸进体内,或是随着气流向四面传播!所以,为了大家的幸福,一定保持个人卫生,不能随地吐痰。

(一)为了大家幸福,保持个人卫生

由于细菌能长时间存活和顽强的繁殖力和生命力,一口痰中的病菌会变得更多,病菌随着灰尘飘散在空气中,被许许多多路人吸进去,形成了恶性循环。

所以为了大家更为了自己的健康,请不要随地吐痰,保持环境卫生。对于抽烟的人,痰多难以忍耐,可以随身带卫生纸,将痰吐在纸中,扔到垃圾箱内。

(二)宝宝有痰,该怎么办

最让大人操心的是宝宝生病,如果宝宝有痰,很容易被呛到。这时父母该在宝宝咳嗽时将其抱起来,用空掌轻轻拍宝宝的背部,上下左右都要拍到,促

使痰液排出。

还有就是多给宝宝喝水，大人也是一样，有痰了要多喝水，才能有助于痰的排出。小宝宝如果因为受凉咳嗽有痰了，可以喝些小儿止咳糖浆，或者给孩子蒸一碗冰糖梨，味道甜美，晶莹剔透，还可以解馋。

或者将沸水倒入一大口罐或茶杯中，抱起孩子，使其口鼻对着升起的水蒸气并呼吸，可使痰液变稀，利于咳出，但是千万小心不要烫到孩子。如果情况特别严重，应立即就医。

（三）预防为主，及时治疗

上面介绍了痰的分类，不同的情况当然要对应不同的措施。但是日常生活中我们要做好预防工作。最好选择优美的居住环境，少些污染，多些绿化。如果工作需要必须接触各类粉尘，要提前做好防护措施，戴上口罩，多喝水。

十一

肺病少吃苦，肾病少吃甜，肝病少吃辣，心病少吃咸，脾病少吃酸，胃病少吃干

谚语解读

俗语说："肺病少吃苦，肾病少吃甜，肝病少吃辣，心病少吃咸，脾病少吃酸，胃病少吃干。"话虽简单却囊括了五脏六腑养生之大道理。

《黄帝内经·生气通天论第三》说："阴之所生，本在五味；阴之五宫，伤在五味。"而《素问·脏气法时论》又说："五谷为养，五果为助，五畜为益，五菜为充，气味合而服之，以补益精气，此五者，有辛、酸、甘、苦、咸，各有所利。"

可见，辛、酸、甘、苦、咸这五味具有不同的性质，又分入不同的脏器，综合调养对症下药，才是真正的养生之道。

医学引据

辛、酸、甘、苦、咸这五味能够令人口舌生津,但多食却有害健康。

《素问·五藏生成篇》中说:"多食咸,则脉凝泣而变色;多食苦,则皮槁而毛拔;多食辛,则筋急而爪枯;多食酸,则肉胝皱而唇揭;多食甘,则骨痛而发落,此五味之所伤也。"

也就是说多吃咸的,就会抑制血的生发,使得血脉逐渐凝聚;苦主降,吃多了苦的东西,肺气不易宣发;甘的东西是缓和的,是发散的,而肾是主收敛的,故食甘伤肾;多吃辛辣的东西,会使经络失去弹性,从而引起肝脏问题。

用西医的理论来说,就是日常进食盐量过多,能使血浆胆固醇升高,容易引起心血管疾病;而肺病患者经常存在着不同程度的营养不良宜食用低盐食品;食用过多甜食可能导致糖尿病从而引起肾衰竭;辛辣食物会增加湿热,从而加重肝脏负担,对病情不利。辛对胃肠道黏膜具有刺激作用,会加重胃肠道黏膜的充血,甚至糜烂;食用酸味食物刺激胰腺(脾)使其酸性增加,可能会对其黏膜起到破坏作用。

养生实例

每天15克盐,南京人吃得太咸

有统计显示,南京人每天竟然要食用高达15克的盐,而世界卫生组织建议,每人每天的标准食盐量应不超过6克。近来南京一些市民虽然开始注意使用工具测量食盐量,但真正按规定用量食用的却少之又少,因为南京人觉得那样吃更有滋味。而这种滋味恰恰增加了高血压、心脏病的患病几率。医学专家建议大家每天吃盐要尽量保持在标准范围之内,尤其是高血压、心脏病患者,此外,食盐量过多,不仅会造成身体衰弱,还会导致脸色暗沉,影响肤质,爱美的女性朋友更应该重视口味过咸的问题。

养生启示

正所谓平平淡淡才是真,养生并不是一味求补,其实更多的是在于学会分辨五味、五气、五脏的五行属性。

(一）肺病养生重营养

肺病养生应注意补充蛋白质，并且应增加含碱性食物的食用，食用富含维生素的蔬菜和水果，另外要注意避免食用可能引起过敏现象的食物，如海鲜、鸡蛋等。急性肺炎患者，应少吃高脂肪的食物，禁止饮酒、喝浓茶和食用辛辣食物，可以多食用梨水一类滋润肺阴之物。

(二）肾病补充维生素

肾炎患者应当多吃一些富含维生素C的蔬果，如西红柿、甜椒以及猕猴桃、草莓、柑橘等。补充维生素C尤其对肾炎的恢复大有益处。如果病人想要喝水，可喝玉米须、西瓜皮、冬瓜子熬制的水，可以帮助消肿，不过要注意适量。

(三）得了肝病吃红枣

现代药理研究发现，红枣能增加血液含氧量，滋养全身。自古以来红枣作为养生佳品，具有养生滋补的功效。平时多吃红枣，能使人的元气得到提升，增强免疫功能，补血补气，所以枣是补肝良品。

(四）得了胃病粥来补

吃粥可以养胃，粥其实起到了"内充谷气"的作用，三餐食用粥品，对胃气大有帮助。粥容易消化，对于胃病患者，粥不会给胃增加负担，而粥中的营养物质能起到保养脾胃的作用。

(五）心病饮食要注意

心脏病患者尤其要注意不能食用高钠、高脂肪的食物，此外要少喝茶，少喝咖啡等提神饮料，它们会增加心脏的负荷。平时可以适量吃些坚果如核桃等。另外，心病还需心药医，平时要注意放松心情，缓解压力，调整生活节奏。

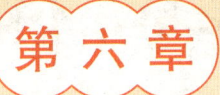

第六章

起居有常，
长寿就在俯仰间

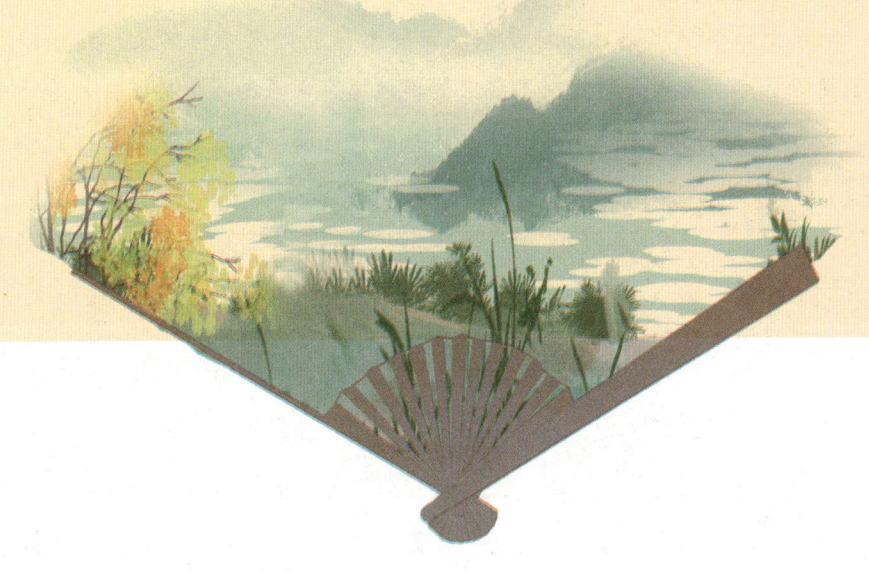

中医理论有云："善摄生者，卧起有四时之早晚，兴居有至和之常制。"简而言之就是生活要有规律，做到"饮食有节，起居有常，俯仰有律"，日常起居习惯一旦发生偏差，就可能对身体造成负面的影响。谚语云："坐如钟，立如松，卧如弓，走如风""花竹幽窗午梦长，此身与世且相忘""清晨叩齿三十多，到老牙齿不会脱"。可见每日的作息、洗漱、行走等行为其实都有养生规律可循。那么，其中到底蕴涵怎样的道理呢？下面就让我们来给大家揭示其中的奥秘吧。

仙丹妙药灵芝草，不如天天练长跑

谚语解读

俗话说"仙丹妙药灵芝草，不如天天练长跑"，意思是说要想保持青春健康，光凭药物上的补充是远远不够的，还要注重日常锻炼，这才是长寿的根本。

长跑不仅可以通过锻炼我们机体的耐寒能力来增强体质，还能培养坚强的意志，也因为锻炼技术要求简单，没有太多的场地局限，长跑逐渐成为人们常用的健身方式之一。而且可以改善新陈代谢，降低血脂和胆固醇，从而控制体重，是减肥的有效手段。

医学引据

健身长跑不但可以缓解紧张工作、学习所带来的压力，还可以锻炼身体，提高身体对疾病的抵抗力，让身体处于一个轻松健康的状态。

医学理论认为，长跑可以"强壮"你的肺部，增大肺活量，还可以促进血液流通，增加摄氧量，从而强化我们心脏的功能，预防心脏病的发生和静脉内血栓的形成。同时，长跑还使得身体各个器官的含氧量大幅度提高，在无形之中提高了我们身体的各项机能。

此外，长跑还能很好地改善人的心情，振奋精神，提高抵抗压力的能力。适当长跑在减轻疲劳、预防神经衰弱的同时，还能在思想中树立自我独立的概念，在不断喘气呼吸及汗流浃背的过程中，更容易使人突破自我达到一个新的境界，从而在无形中提升我们的个人效率以及自尊心，时刻让我们充满信心。久而久之，自然会以一种乐观积极的心态去面对生活。

养生实例

爱运动的八旬老人

施老太今年87岁了，仍然耳聪目明，身体硬朗，十指撑地做15个俯卧撑对她来说只是小事一桩。施老太经常说："不活动难受，一天不跑步就像丢了魂。"施老太虽然是个文盲，但思维还是非常有条理的，说话也不含糊，同时她还是她所住小区运动会上两金一银的得主。当记者问她这么大年纪体魄还这么好的原因时，施老太笑着回答，这都是她长年坚持长跑的结果。

原来，施老太子女不在身边，身体曾非常羸弱，当时邻居张老先生原来是社区医生，退休之后也没什么事，便建议施老太和他一起长跑锻炼身体，就这样日复一日地锻炼，施老太的骨骼退化减慢，心脏功能增强，精神也处于轻松状态之中，心情开朗了，体魄自然强健起来。

养生启示

长跑是一项有益身心的有氧运动，但是如果要达到理想的效果，需要我们注意的地方还是很多，时间、食物以及运动量的配合就是较为重要的几项。让我们来看看长跑时到底要注意哪些方面才能最好地发挥它的价值吧？

（一）运动之前做准备

我们在睡了一夜后体内的水分大量流失，清晨在运动之前，最好先喝一杯温水，既可以滋润喉道，还可以补充身体的水分，促进血流循环。其次是要排空大小便，这样能使我们在更为轻松的状态下进行长跑锻炼。

除此之外，长跑前我们还需要做一些简单的准备活动，比如说搓揉双手及头面部来增加这些部位的血液循环，再通过做操或小步慢跑让我们的四肢、胸、背、腹、腰、踝等部位得到充分的运动，防止抽筋发生。同时也可以让自己更为清醒。还有，我们要注意根据气温来增减衣服，选用松软舒适的跑鞋，尽量使自己在一个舒适的状态下进行锻炼。

（二）晨练之后忌烫食

晨练后，切忌立即吃过热的食物，比如热牛奶、热稀饭和热豆奶。因为运动后，我们的消化道内会出现暂时性的血液不足，此时身体对黏膜的保护和修复能力不比平时，如果这时马上接触烫的食物，就会伤害到我们的食道和胃黏膜，严重的话还会引起呕血和便血等症状。

（三）锻炼选时避冬晨

众所周知，冬季的清晨空气中飘浮着大量的有害颗粒，比如汽车尾气、工业废气、粉尘等，加上此时绿色植物也大都已经凋谢，使得空气的净化能力大大减弱，很多有害物质都聚集在空气中。如果在这种环境下仍然继续坚持长跑，则很有可能会引发支气管炎、咽喉炎、眼结膜炎等过敏性的疾病。因此，锻炼的时间应尽量避免冬季清晨。

二

若要人不老，先防脑衰老

谚语解读

谚语说"人衰先走脑，脑衰人自老"，这句话的意思是，人的衰老是从脑衰老开始的，如果脑衰老了，人自然就衰老。头脑头脑，脑是人体最为关键的部位，脑部的衰老直接影响到身体其他器官的状态。所以有谚语说"若要人不老，先防脑衰老"，这句谚语告诉我们，如果想要缓解衰老造成的智力衰退、思维紊乱、记忆力下降、性格改变等症状，可以通过缓解脑衰老来实现。

医学引据

中医认为，"气出于脑"，李时珍曾经称"脑为原神"，这都肯定了大脑对于人体的重要作用。清代医学家王清任更在其著作《医林改错》中明确地提出了"灵机记性在于脑",衰老的症状如记忆力减退、思维紊乱、记忆力下降、性格改变等,都是由于"主导原神"的脑发生了衰变引起的。因此,要想缓解衰老,首先要预防脑部衰老。

现代医学认为,脑衰老带来的后果十分严重。"今日医学"网上最新调查表明:大脑衰老的问题比我们想象中的严重。数据显示,大脑衰老还会导致人的性格发生改变、反应迟钝、记忆力差、睡眠不好等,严重的还会影响人的正常生活,所以脑衰老的老人会比预期的寿命缩短19.1%。很多老人由于脑衰老还引发了脑梗死、脑萎缩和动脉硬化,严重缩短了寿命指数。

养生实例

比癌症更可怕的脑衰老

近期,澳大利亚神经科学研究所发表了一份调查报告,报告显示有58%的人担心自己会得老年痴呆症等大脑疾病。该研究所所长彼得·斯科菲尔德教授表示,大脑衰老带来的问题比其他生理病变引起的问题更为严重。数据显示,癌症会使病人的预期寿命缩短6.5%,而大脑衰老和神经紊乱等问题则会使预期寿命缩短19.1%,是前者的两倍有余。此外,大脑疾病会影响自尊,导致人性格变异,进而影响身体健康,身体健康变差又反过来加快大脑衰老速度,导致恶性循环。

北京大学第三医院神经科主任医师李小刚建议老年人要生活规律,勤于动脑,多读书看报延缓大脑衰老,这样才是保证身心健康的治本之法。

养生启示

现代人生活节奏过快,压力也越来越大,长期在一种紧张的情况下工作,思维会变得迟钝,记忆力减退,提前进入脑衰老。所以不仅是老年人,身处高压状态的年轻人也要多放松自己的大脑,严防脑衰老。

(一)保持充足的氧供应

大脑是人体的指挥中心和神经中枢,大脑中活动着145亿个脑细胞,而维持这些脑细胞的正常活动需要始终保持大量的氧气供应。实验证明，运动能够锻炼人的心肺功能，增加肺活量，从而为大脑供应更多的氧气；因此应该增加运动量，不要做"宅女宅男"。多去野外爬山、公园跑步，可以给脑提供足够新鲜的氧气。而且美丽的景色可以使人的心情得到充分的放松，使人保持一种积极的心态面对每天的工作、学习。

（二）选择益脑食品

日常的工作学习都会消耗大量的脑细胞，因此在每天的三餐中，适当地加入益脑的食物，可以及时补充脑消耗。每天早晨，可以喝一些核桃粥、莲子粥；中午最好选择蛋白质丰富的食物，如鱼、家禽肉，来补充脑所需的养分。到了晚上，用脑并不是很多，这时候可以选择全麦食品和水果，既健康又有营养。水果中，银杏是最佳补脑品，大量的研究证明，银杏中含有能够改善记忆力的物质，能够使人情绪兴奋，调节运动能力。

（三）正确地用脑

现在我们普遍面临用脑过度的情况，因此，安排好每天的作息时间，对于防止脑衰老十分重要。在学校里，一般一节课的时间不会超过45分钟，因为超过45分钟后人的注意力和效率就会降低。由此我们可知，工作的时候，也应该在适当的时间做一个半场休息。时间最好定在1个小时左右，休息15分钟。休息是为了更好地工作，工作时间切不可拉得过长，否则大脑供养不足，会导致事倍功半的结果。

此外，研究证明，人在上午9~10时的时候工作效率最高，精力最充沛，但现在很多人却往往将工作学习时间调整到夜间，甚至通宵加班。殊不知，人在睡眠的时候，正是大脑自我修护的时候，如果睡眠不足，就会损害大脑，严重损害记忆力。实践证明，每个人最好每天都要保持7个半小时的充足睡眠时间。

三

花竹幽窗午梦长，此身与世且相忘

谚语解读

"花竹幽窗午梦长，此身与世且相忘"这句养生谚语提醒我们拥有良好睡眠质量的重要性。但事实上它出自古代的一首诗，而这首诗的后两句是"华山处士如容见，不觅仙方觅睡方。"现在有很多人把这首诗称为"午睡诗"。

在古代很多文人把夏日午睡作为调节精神的养生之道。陆游有诗道："相对蒲团睡味长，主人与客两相忘。"夏日炎炎，若中午好好睡上一大觉，醒来时伸伸懒腰，顿时身上的乏劲就消失了，这是因为午睡可以弥补长夏之夜睡眠不足，帮助恢复体力，有利于身心健康。

医学引据

"吃喝拉撒睡"是人体最基本的生理需求。睡眠作为生命所必需的过程，是健康不可缺少的组成部分。清代学者李渔曾向人讲述养生之法："养生之诀，当以善睡居先"，主张"睡有睡之时"。这些养生之道并非其一家之言，而是有深刻的医学道理，我们在老祖宗留下的医药经典中可以找到相关论据。

《黄帝内经》指出，"天有四时"，人的睡眠应该符合四季阴阳消长的规律。正所谓"春困秋乏"，中国人一般习惯在秋天或夏天午睡。而西方医学认为，午休是人类自然睡眠周期的一个部分，除夜晚外，白天我们也需要睡眠。但是在白天，我们的困乏感总是被繁忙的工作、学习和紧张的情绪所掩盖，或者因为我们饮用了茶酒类兴奋性饮料而消除。一旦此类外界作用消失，就会有困乏感，到了中午很自然地想休息。

医学研究证明，每天午睡30分钟，可以使体内激素分泌更趋平衡，缓解对心脏有害的工作压力，能减少冠心病的死亡率和发病率。北欧、北美国家冠心病发病率高，其原因之一就是生活节奏过快，严重缺乏午睡；而有午睡习惯的地中海国家冠心病发病率则较低。

养生实例

休息，是为了更好地学习

山东省聊城市的一所重点高中莘县一中，为了让学生能够更好地学习，特地在课程安排中安排了午休这一项，以保证学生充足的午休时间。高中的学生学业压力比较大，每天都要早起晚睡，为了保证学生下午有饱满的精神上课，午休必不可少。该学校还安排了专门的宿舍管理人员每天检查学生的午休。这一政策执行了几十年，事实证明是非常有效的。养成午休习惯以后，学生无论是冬天还是夏天，整个下午都处在精神饱满的状态，该校的升学率也明显高于该县其他中学。可见，适当的休息可以提高学习、工作效率，对从事脑力劳动的人和中小学生而言，午睡的确应该得到大力提倡。

养生启示

由于现代生活节奏快，工作忙碌，常常让我们有力不从心之感，因此，年轻的上班族尤其需要午休来补充体力，提高午后的工作效率。睡眠质量差的老人也能通过午睡让大脑得到真正的休息。

但是午睡也是有很多讲究的，掌握合理的午睡方法才能达到最好的效果。需不需要午睡还与个人自身的工作学习状况、体质和年龄等密切相关。

（一）选择安静的空间

因为午休时间较短，所以一定要远离喧嚣，在安静的场所睡眠。同时要避免强光的照射，可以带上眼罩，有助于快速入睡。

（二）良好习惯有助于午睡

睡前不要吃太油腻的食物，也不要吃得太饱。如果吃得太饱可以活动10分钟再午睡。睡前应避免食用令人兴奋的食物，如咖啡、茶、酒等。睡醒之后，不宜马上起身，可以在床上活动活动再慢慢起来，起来之后喝杯淡茶，可以帮助恢复精神。

（三）睡姿要正确

很多人午休时趴在桌子上睡，把手臂当枕头。这样的午睡虽然休息了大脑，但是会压得手臂疼，压迫胸部，影响血液循环，达不到放松身体的目的。午睡最好是躺在沙发上，把身体舒展开。即使没有沙发，也可以把几把椅子摆在一起，腿尽量伸展开放在椅子上。

（四）讲究午睡时间

医学研究证明，理想的午休时间是在13～15点，因为这时候人的警觉处于自然下降期，身体最容易放松进入睡眠状态。

30分钟到1个小时是午休最理想的时间跨度，时间太长，不容易醒；太短又达不到休息的效果，这个时长则可以使我们的体力得到充分恢复。此外，如果条件不允许，在公共汽车或地铁上坐着休息5～30分钟，可以使人振奋，对于恢复体力也是很有效的。

四

清晨叩齿三十多，到老牙齿不会脱

谚语解读

牙不仅是我们用来咀嚼食物的工具，同时，在我们微笑的时候，整齐洁白的牙齿可以给别人留下深刻的印象。因此，牙齿的保健十分重要。在民间流传着这样一些谚语"清晨叩齿三十多，到老牙齿不会脱""齿宜常叩"。这些谚语教会我们一个牙齿保健的方法——经常叩齿。

医学引据

中医认为保护牙齿十分重要，《黄帝内经》记载"百物养生，莫先顾齿"，指出养生的方法有很多，最先应该做的是照顾你的牙齿。中医强调身体各部位和谐，达到整个身体的平衡，如果牙出了问题，就会影响饮食，饮食不好就会使人免疫力下降，影响整体的身体状况，因此古人很早就强调养生应该从牙齿开始。

现代医学认为，牙齿是咀嚼食物的重要工具，可以帮助发音，而且对一个人的样貌有很大影响。因为牙齿和牙槽骨构成上下颌的弓形结构，使人的面部和唇、脸颊部看上去丰满。在人露出美丽的微笑的时候，洁白整齐的牙齿会给对方留下美好的印象。牙齿不整齐，会导致人的面部不协调。牙齿掉光后，因为面部失去支撑，就会凹陷，看上去显得十分苍老消瘦。因此，美丽从牙齿保健开始，保护好牙齿，也是保护我们的自尊心和自信心。

养生实例

百岁老人王家发的养生事迹

有些老人到了一定年纪牙齿就脱落了，能嚼动的东西不多，限制了食物范围，胃口也慢慢地变得不好了，渐渐影响了食欲，身体也每况愈下。而百岁老人王家发却是个特例。他虽然已经百岁高龄，但却行动自如，容光焕发，很多农活都可以自己干，眼不花，耳不聋。现在还保持着左右各两排板牙，连坚果都可以嚼动。由于牙齿好，所以他现在每天还能够吃一大碗米饭，瓜果、蔬菜、肉，一样都不少。王家发的养生秘诀就是经常叩齿，保持牙齿健康，他建议老年朋友一定注意牙齿的保护，这样才有助于饮食、消化，使身体进入一个良性循环。

养生启示

牙齿对人的美丽和健康极其重要，"清晨叩齿三十多，到老牙齿不会脱"，那么，具体应该如何操作呢？

（一）经常叩齿

中医认为，早晚叩齿和按摩牙龈是最有效的牙齿保健方法。每天在早晨起床和晚上睡觉的时候，上下牙齿轻轻叩三十下，同时按摩牙龈，能够促进牙齿和牙龈部位的血液循环。在刷牙的时候，可以用食指按摩牙龈，这样可以及时地排除牙周围的分泌物，加速牙龈内的血液循环，有效预防牙周炎。

（二）改掉不良习惯

经常会见到有人找不到起子的时候，用牙去开啤酒瓶盖儿，这种做法对牙齿的伤害是非常大的。表面上牙齿完好并没有损伤，其实牙齿已经有了裂纹，但是非常的隐秘，肉眼无法看到。一次次不良的咬合，裂纹会慢慢地加深，刚刚开始只会觉得轻微疼痛或者不舒服，之后疼痛会增加，带来更大的痛苦。

婴幼儿由于喜欢用舌头舔牙齿，吸手指，咬嘴唇，很容易造成牙齿的畸形，所以如果看见孩子有这种行为，一定要纠正，这样牙齿才能长得整齐。

（三）适当剔牙

剔牙在有些人看来通常是非常不好的习惯，其实并不是这样。因为在咀嚼的过程中，牙齿的缝隙里面经常会夹带有食物，这些食物在口腔里是非常损害健康的。我们应该剔除这些食物残渣，但是不能过于频繁地去剔，以免牙缝被撑大，可以使用牙线。

（四）经常喝茶

喝茶有益健康，同时喝茶可以预防龋齿，经常喝茶，茶里的氟会有保护牙齿的作用，同时，用茶水漱口，会使牙齿保持清洁。

（五）掌握正确的刷牙习惯

牙刷的选择很重要，需要根据自身特点进行选择。首先牙刷的头不能太大，在口腔里活动不方便。其次牙刷的毛应该是柔软的，不能太粗硬，否则会损伤到牙齿和牙龈。牙柄应该握得舒适，这样在刷牙的时候比较容易控制。

平时很多人都采用拉锯狠刷的方法，这种方法是错误的。这样刷牙不仅不能够帮助清理牙齿，而且还会造成牙龈出血，使牙齿形成楔状缺损。正确的刷牙方法应该是将牙刷毛顶端与牙面接触，然后向牙龈的方向轻轻刷，这样的刷法能够对牙龈起到轻微刺激作用，促进牙龈的血液循环，有利于牙周组织保持健康。当然每个人可以根据自己的习惯来进行调整。具体的刷牙方法我们在《温水刷牙，牙齿喜欢》一篇中会有详细阐述。

五

坐如钟，立如松，卧如弓，走如风

谚语解读

谚语"坐如钟，立如松，卧如弓，走如风"意思是，坐的时候要像钟一样稳定，站立的时候要像松树一样挺立，睡觉的时候要像弓一样弯曲，走路的时候要像风一样轻快。仅仅十二个字，却告诉我们日常生活中坐姿、站姿、睡姿、走姿的要求。古人通过这句谚语教会我们有效预防骨质增生，缓解心理压力，健身强体的好方法。

医学引据

中医认为"不通则痛"，就是说如果人的各种行动的姿势不正确，就会引起身体的气道不通畅，血络就不会顺畅，这样很容易造成人体神气不顺畅，人特别容易疲劳，严重的会引起疾病。《千金要方·道林养性》中提到人的睡姿说"屈膝侧卧，益人气力，胜正偃卧"，意思是，人睡觉的时候，弯曲膝盖，侧卧睡觉，可以保证人的气血顺畅。

现代医学认为，一个人的坐、立、卧、行，如果姿势不恰当，就会导致肌肉和关节上面的力分配不均匀，这样就会导致慢性肩周炎、腰椎间盘突出等局部疼痛。不良坐姿不但不美观，还很容易造成人的疲劳，进而影响人的身体健康。正确的姿势可以促进血液循环，减少肩周炎、腰椎间盘突出等症状的发生。

可见，中西医都在强调同一个问题，无论是坐、立、卧、行，正确的姿势十分重要，直接影响我们身体健康。

养生实例

坐姿为什么会影响胃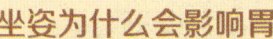

宋代的名医许叔微,从小就失去父母。他因为从小坐姿不正确,长大之后,喝水总是觉得水下不去,在胃里面堵着。原来他从小就喜欢趴在桌子上面写字,所以胃里的东西都往左边偏。在他青年的时候胃里经常泛酸水,食欲不振。找到病因之后,许叔微一面用中药来调养脾胃,一面努力改变坐姿,要求自己"坐如钟",一段时间后,胃口逐渐好起来,泛酸水的毛病也自愈了。

养生启示

正确的站姿坐姿,不仅会影响一个人的体态气质,更会对人的健康状况产生潜移默化的影响,保持"坐如钟,立如松,卧如弓,走如风"的正确姿势,有助于五脏六腑的正常运行。

(一)坐如钟

大部分人工作时都面对着电脑,不良的坐姿会使人疲劳,同时会引发很多疾病。正确的坐姿应该是:保持上半身直立,使头部获得支撑,两肩膀自然下垂,手臂贴近身体,并且在手肘弯曲的时候和身体保持垂直。使用电脑时,手腕应该尽量保持水平,膝盖应该自然弯曲呈90°。双脚不宜交叉,应该自然平放,不然有碍下半身血液流动。

(二)立如松

俗话说"坐有坐相,站有站相",站立的时候也需要一个正确的姿势。

我们的颈部要支撑四五千克重的头部,还要保持高度的灵活性,完成转头、抬头、低头等动作,负担非常重;而头部是靠背部来支撑的,在胳膊拿重物的时候,所有的负担都会落在背部上,所以以脊背为中心,颈部和腰部的负担通常都是过重的,如果能够保持正确的站姿,那么就可以避免背部受伤,杜绝驼背问题。正确的姿势应该是:保持腰部挺直,保持头部、颈椎在同一条直线上,双手自然下垂,两脚并拢,眼睛平视。

(三)卧如弓

卧如弓是强调睡觉的姿势，应该用正确的姿势睡觉。最科学的方法是：睡觉的时候右侧卧，微屈双腿，这样能够使心脏始终处于高位，肝脏在低处，利于新陈代谢，同时能够促进胃部消化吸收。

（四）走如风

走如风告诉我们，应该保持一个正确的行走姿势，这样能够预防腰椎间盘突出，让自己看起来更具有气质，对于青少年，正确的行走姿势更为重要。我们在行走的时候应该做到：双眼目视前方，头微昂，头正，胸部微微挺起，腰部要挺直。小腹收起，双臂自然下垂，走路的时候手臂自然摆动。下肢部分，大腿在走路的时候不能抬得太高。每一步应该有一个合适的距离，不宜步子迈得太大，形成弓步，很不雅观。走路的时候，身体不可以左右抖动、摇摆。

六 寒从脚下起，火自头上生

谚语解读

常言道"头莫热，脚莫凉"，这句脍炙人口的句子阐明着深刻的养生道理，它提醒我们在生活中要从上到下科学合理地保养身体，不可过度也不可任由发展，而应当配合人体气血的运行和生活的周遭环境，对自己进行调护，这对防病治病、延长寿命有着重大意义。

古代医书记载"上属阳，下属阴"，人的上端是头部，末端是脚部，所以进而延伸到"头在上属阳，足在下属阴"这个理论之上。阳盛则热，阴盛则寒，过度的寒热都会引发大大小小的疾病，所以在现今生活条件越来越好的时代，我们应该好好地研究一下，如何避免头重脚轻、头上热脚下凉，为和谐愉快的健康生活打下健康基础。

医学引据

人体的主要经脉都汇集于头部，它们细密敏感，温度本来就相较于身体其他部位要高一些，所以只要有细微的情绪起伏、外界刺激，头部温度就会发生变化。头部在中医学上又称为"诸阳之会"，而阳盛则热，很容易出现热证。所以当人情绪激动的时候，很容易面红耳赤，而人们也用"发火""两眼冒金光"来形容一个人生气的样子，这就是"火自头上生"的原理所在。

而脚，正好与头相对，位于人体最下方，是离心脏最远的部分，血液需要较长的时间才能到达脚部，供血较少；而且脚部不像身体其他部位易累积脂肪，因此脚部的脂肪层不厚，保温能力不强，很容易冰冷。

此外，脚与上呼吸道之间由错综复杂的神经联系着，脚部受凉会导致呼吸道黏膜里的毛细血管急速收缩，造成人体对细菌和寒冷抵抗力明显减弱。寒邪入体大伤元气，对女性内分泌有不好影响，会引发多种妇科疾病，对男性也会造成肾虚体弱的不良后果，严重者会导致阳痿。体弱多病者脚部受凉还容易引发胃病、心脏病、腰酸背疼等疾病。以上也是孙思邈"足下保暖"的观念能流传1400年而经久不衰的原因。

养生实例

脚冷导致流鼻涕

大家也许都经历过这样的事情，冬天外出的时候，即使穿着厚重的棉靴，依然会脚冰冷，明明没有感冒但还是会流鼻涕，喉咙不舒服，这就是寒气从脚部侵入身体的反应，也是感冒的前兆，也就是所谓的"寒从脚下起"。

情绪高涨时脸发烫

大家都有过生气和"大动肝火"的时候，你动了肝火最明显的表象就是会觉得自己头重脚轻脸发烫，严重的还会觉得心跳加速，头疼目眩，这就是火气上升于头部的结果，更严重者容易脑卒中，患上心脏病的几率也会变大。

养生启示

"寒从脚下起，火自头上生"，头部是人体最关键的部位，而脚则关系到人体其他经脉脏腑的健康，因此学会如何保养好头部和脚部，是养生的必修课。

（一）睡前泡脚身体好

坚持每天在睡觉之前，用温热的水泡脚30分钟，水温不要过烫，不但可以促进血管扩张，促进血液循环，使得流向脑部的血液能分一部分流向脚部，使得大脑不处于活跃状态，可以减少老年人脑卒中和脑出血的发病几率，还可以使人快速入睡，安枕无忧。

（二）睡觉时盖好被子

晚上是寒气最重的时候，小孩子又特别容易踢被子，脚露在被子外面一夜后，第二天就开始感冒发烧，咳嗽流鼻涕了，这就是因为晚上脚部接触冰冷空气，导致上呼吸道毛孔变得脆弱，抵抗力下降，抵御不了感冒病毒。所以睡觉时一定要注意脚的保暖，否则容易着凉。

（三）穿透气性好的鞋子

不要以为脚部保暖就是把脚密封不透气，如果你穿上厚厚的棉袜再穿了不透气的鞋子，脚上出汗，而不能挥发，鞋子会变得潮湿，湿气被脚部吸收也会导致脚部冰冷，反而会造成不好的效果。因此要穿透气性好的鞋子，让我们的脚也能呼吸自如。

（四）不熬夜

晚上温度要比白天低，尤其是冬天，脚是离地面最近的身体部分，很容易吸收湿冷之气，从脚底传到全身，导致不良的后果。因此，夜晚最好不要熬夜，尽快上床盖好被子，休息我们的身心。

（五）保持头部适当凉爽

冬天的时候不要把头捂得严严实实，适当的凉爽，能减退脑部过多的血液，增加人的记忆力和智力。另外，过分地对头部保暖，会造成头皮燥热，对人的心情和脑内发育也有不好的影响，所以不要太怕冷，适当地凉一凉有益健康。

（六）保持心情愉快

不要动不动就发火，发火伤身，发火的时候血液也会加速地上传到头部，使人"头脑发热"，老年人尤其要保持心境平和，头脑冷静，以免发火导致脑卒中、脑出血等疾病。

七

太阳是个宝，长晒身体好

谚语解读

俗语云"阳光进家百病无""常常晒太阳，身体坚如钢""日光不照临，医生便上门"，由此可知，太阳对于身体的重要性。

常言道，"万物生长靠太阳"，人体与自然万物一样需要阳气，只有阳气充足，气血才能循环正常，脏腑才能保持平衡状态，百病才不会光临。阳光不足或缺乏会造成人体整个机能的紊乱，从而导致各种疾病的发生，还会引起"忧郁症"。在阴雨连绵的季节，人们容易情绪波动，变得消沉，而且会感到烦躁不安、全身乏力。

医学引据

清代《老老恒言·安寝》说："如值日晴风定，就南窗下背日而坐，列子所谓负日之暄也。脊梁得有微暖，能使遍体和畅。日为太阳之精，其光壮人阳气，极为补益。"意思是说，在风和日丽的时候，背对着太阳坐在南面窗户下，这就是列子所说的太阳晒背。这样能使脊梁感到暖和，全身舒畅。日光是太阳的精华，它能增强人的阳气，对人体非常有益。从中我们可以看出太阳对身体健康极为重要，阳气为生命之本，阳气健旺，人体自然就会健康。

现代科学研究证明，日光中的紫外线对人体的影响最大，它可以促使人体中维生素D的生成，从而促进人体对钙、磷的吸收，对于骨骼生长大有裨益，还可以有效地防止佝偻病、软骨病、骨质疏松等疾病。另外，紫外线还有很强的杀菌力，能削弱细菌、病毒的活力，抑制它们的生长繁殖，从而有效防止多种疾病的发生。而日光中的红外线对皮下组织起加热作用，使血管扩张，能促进血液循环和新陈代谢，调节中枢神经，从而使人体感到舒适。

养生实例

多晒太阳可防癌

美国科学研究显示，适量晒太阳可以起到防癌和提高部分癌症患者的生存率的作用。美国癌症研究联合会也证实了这一结论。这是由于皮肤接受了紫外线辐射，产生了维生素D，而维生素D能消除肿瘤形成的血液环境。

另外，研究发现，生活在低纬度且阳光充足国家的居民，其体内的维生素D含量比纬度更高国家的居民多好几倍，因此低纬度国家居民结肠癌、肺癌、乳腺癌和前列腺癌的患者比高纬度国家居民的患者的生存率要高20%~50%。所以，患有以上癌症的朋友，适量晒太阳能够显著提高生存率，健康的朋友多注意晒太阳也能有效预防癌症。

养生启示

"学会晒太阳，胜过吃补药"，常晒太阳可以预防很多疾病。然而，现在很多人忙于工作，坐在办公室里，终日不见阳光，或是宁愿待在室内，做宅男或宅女。其后果是体质变得很虚弱，免疫力下降，百病丛生。

现代研究表明，每人每天对阳光的接受时间至少需要30分钟，尤其是早上紫外线少的阳光。身在职场或是宅在家中的朋友们，都应该为自己的健康着想，多晒晒太阳，沐浴沐浴阳光。

（一）晒太阳的秘诀

首先，晒太阳的位置最好选择在宽敞的阳台上或者户外，尽量将皮肤暴露在外，让阳光与皮肤尽量亲密接触。但要注意阳光不要直射眼睛，以防灼伤，可戴上太阳镜。专家提醒，不要隔着玻璃晒太阳，因为紫外线透不过窗户，起不到作用。同时，最好穿红色服装，因为红色衣服的辐射长波能消灭掉很强的紫外线。

其次，晒太阳要讲究部位选择。中医说"晒后背，脾胃和""背为阳，心肺主之"，晒后背能疏通背部经络，对心肺大有裨益；"晒双腿，不抽筋"，腿上穴位多，阳光刺激穴位后能活化血脉，消除人体的疲劳感和乏力感；"晒头顶，补钙生发"，有效控制太阳晒头顶的时间，有助于大脑的发育和头发的生长。

另外注意，阳光强烈时要戴上墨镜和帽子，以保护眼睛和头部，防止中暑。凡事都得遵循适度原则，否则，过犹不及。

（二）晒太阳的最佳时间

不同年龄段的人，对日光的承受能力各异，因此晒太阳时间长短也不同。婴幼儿晒太阳时间每次15～30分钟为宜；中青年人新陈代谢旺盛，因此对阳光的需求更多，应该以每次1～2小时为宜；老年人则以每次20～30分钟为宜。

晒太阳的最佳时间：春秋季节为上午9～10时，下午3～4时，因为这段时间太阳光比较柔和；夏季为上午8～9时，下午5～6时；冬季有太阳就可以尽情地沐浴。

八

懒生虱子脏生疮，不讲卫生要遭殃

谚语解读

卫生与我们的健康息息相关，良好的卫生习惯可以带来优质的生活享受。俗话说得好，"懒生虱子脏生疮，不讲卫生要遭殃"，没有一个良好的卫生习惯，个人形象会大打折扣，更为关键的是，会损害我们最宝贵的身体健康，代价不可谓不大。

有言曰："病从口入，祸从口出。"虽然我们很难防止自己的口误所带来的麻烦，但是养成良好的卫生习惯，却可以非常有效地控制"病从口入"这个环节。

医学引据

早在三千多年以前的周代就有先人编写出了《卫生经》，可见古人对于卫生的讲究由来已久。古人云："何言卫生？卫者，生也。"古人对于"卫生"二字的定义，便是保护生命健康不受侵害的先决条件，不仅要保证食物的清洁干净，更要保证自身的梳洗习惯。

现代医学研究表明，我们的日常生活中存在着大量的致病细菌，而人的皮肤便是细菌滋生的巨大乐园。研究表明，人体皮肤上携带着至少250种以上的细菌，这些细菌中有一部分是可以让人生病的有害细菌。在正常的状态下，由于人体的皮肤存在自我保护系统，这些细菌难以攻克，不能对人体造成危害，但是当这些细菌的数量积累到了一定程度以后，则会开始对人体的皮肤组织造成伤害。而经常性地清洗，可以有效地抑制住细菌的滋生。

养生实例

防病有方张自成

现年27岁的张自成，是一名普普通通的大学研究生，目前正在北京某大学攻读经济学硕士。从外表上看，这个年轻人跟其他年轻人相比并没有特别之处，但是他在非典这个特殊时期里的一段经历却足以令人侧目。

当年的疫情来得突然，让所有的人都没有反应的时间，张自成宿舍里的6名学生有5人出现了不同程度的症状，被带入隔离区。张自成也被隔离，但是多次的检测观察，都没有发现他有任何的发病症状。在如此危险的发病环境里而没有患病，可以算是一种奇迹。当被问及如何躲过这一劫的时候，张自成回答得很坦然：除了平日里多多锻炼，加强自身的抵抗力之外，更为重要的，就是要养成良好的卫生习惯，每日洗澡，更换衣裤，同时在室内的时候也不忘通风透气，保持优良的空气环境。正是这些微小的细节，让张自成比其他的同学更为幸运，躲过了"非典"的侵袭。

> **养生启示**

在日常的生活中,我们如果想要远离病菌,并不是一件容易的事情,因此必须养成良好的生活习惯,才能最大限度保护好自己的健康,那么,怎样做才能达到一个满意的效果呢?

(一)勤洗澡

所谓的"懒生虱子脏生疮",恐怕就是一种不讲个人卫生的极致。由于懒于梳洗,导致传播病菌的虱子附着于身体,才会致病生疮,既不雅观,也不好受。对于现在的生活环境而言,虽然已经很难严重到生虱子的地步,但是由于长期的污垢积累所滋生的细菌却也足以对人体的皮肤造成严重的伤害。所谓的"脏生疮",就是因为人体长期处于污秽的环境之下导致体表病菌滋生而引起的皮肤病变。

想要预防这样的情况发生,最简单直接的方法便是勤于梳洗。经常清理自己的身体,不仅可以清除汗垢油污,还能提高皮肤的新陈代谢功能。在春季,我们洗澡的频率应该保持在每周2~3次,夏季最好1天1次甚至2次,冬季1周1~2次就行了。

(二)常更衣

至于衣物的换洗也应该勤快,不然很容易给细菌的繁殖提供温床。内衣裤最好每日换洗,至于外衣,夏季时分人体出汗甚多,也同样最好每日换洗。秋冬季节,也应该保持在每周2~3次的更换,至于外套,由于与皮肤接触不是过于紧密,倒是可以不用频繁更换,但也应该保持在1周1换的频率,否则也会对皮肤产生不好的影响。

爱清洁讲卫生是我们从小便受到的教育,养成良好的个人卫生习惯,不仅使我们拥有一个干净整洁的外貌形象,而且让我们在享受优质生活的同时,也可以保持一份健康,远离恼人的皮肤疾病。

九

温水刷牙，牙齿喜欢

谚语解读

常言道："要想身体好，先要习惯好。"良好的习惯会对人体的体质产生潜移默化的作用。坏的习惯就如杀人不见血的魔鬼，一点点腐蚀机体，使机体百病横生。

而最常见的好习惯莫过于"冷水洗脸，美容保健；温水刷牙，牙齿喜欢；热水洗脚，如吃补药"。这一起居习惯如果能持之以恒，其功效就会日益显现，在不知不觉中调养生息，使人活得生机勃勃。而这一习惯的成本又是如此之低，取之于日常中的水，只要调配好温度状态，健康自然酝酿而生，可谓是一举数得。再加上乐观的心态以及平衡的膳食，长寿自然轻而易举。

医学引据

中医学认为，牙齿乃人体最坚硬之骨骼，分为牙冠、牙颈、牙根三部分，具有支撑面部、主司咀嚼、帮助发音等生理功能。牙根部位含丰富的血管与神经，可谓牙齿的一点风吹草动都连带着血管、神经的反应。

使用温水刷牙，非常适合牙齿部位神经、血管的微循环，促进新陈代谢，太冷或太热都对它们有刺激性，甚至会引起出血。

"齿为骨之余"，即牙齿与骨同出一源。而"齿者，肾之标，骨之本也"，好的牙齿取决于骨之强健，骨头的强健在于肾之精气所充，因此牙齿与肾和骨密不可分。使用温水，血液循环良好，给骨带去充足的微量元素，骨密度稳定，骨质不易疏松，肾脏也会受益。

西医学则认为，人的牙齿适合在35～36.5℃的口腔温度进行新陈代谢。而且温水还是一种良性口腔保护剂，利于清除口腔内的细菌和食物残渣，使人感到清爽舒服。如果牙齿受到骤冷骤热的刺激会导致牙龈出血和牙龈痉挛等牙病发生。

养生实例

日本老人养生术

在日本住着这样一位90岁的老人,他的牙齿依然洁白坚硬,没有松动,许多人都感到好奇。后来才得知,他有一个好习惯,那就是早晚用温水刷牙,不用过热或过冷的水刷牙,因为在他看来,温水的温度刚好适应牙齿的生理特性,过热过冷都会刺激牙齿,产生牙病。正因为他坚持不懈地用温水刷牙,才保留了一口好牙。

养生启示

在现代人们日常生活中,进餐馆或在家里享用美食、抽烟喝酒,都会使我们的牙齿疲于应付,不堪重负。但是人们在加重牙齿负荷时却不懂得牙齿的护理和保健,比如不按时洗漱牙齿、用过冷过热的水刷牙、吃过凉过烫的食物、吃过酸过甜的水果、用牙齿咬硬物、刷牙方法不正确等,都会折磨牙齿。当人偶然照镜子时,会发现牙齿暗黄、生菌斑,出现龋齿、蛀牙、脱牙、牙痛、牙周炎、牙龈出血等症状,这时已追悔莫及。那么,该怎么护牙才不会出现以上症状,还牙一方健康的空间,使口腔清新舒畅呢?

(一)早晚刷牙,温水漱口

早晚按时刷牙,能去除牙菌斑,防止细菌分解食物后产生酸性物质、形成蛀洞。刷牙时应该用温水,而且刷牙时间不要少于3分钟。学会正确的刷牙方法,让牙刷毛与牙面成45°,小幅度水平颤动和旋转,兼顾牙缝。彻底清除牙缝间的残渣,不给细菌留下机会。

(二)少用牙签,多用牙线

俗话说"牙齿越剔越稀",牙签剔牙,会使牙缝增大,吃进的食物就会嵌塞,而若刷牙未刷到,则易使牙齿被腐蚀,出现龋齿、牙龈萎缩等症状。而牙线能轻易地清除掉牙缝间的污垢,不伤牙龈。使用牙线最好是三餐后,并持之以恒。

(三)均衡饮食,健康洁齿

牙齿需要丰富的营养元素,平时可均衡地摄入食物,适当分配一天三餐的食物摄入，无论儿童还是成年人、老年人都应饮食多样化，不要偏食，加强钙、磷的摄入，多吃维生素、膳食纤维，多喝水，这样才能坚固、保健牙齿。

十

日梳百遍，祛病延年

谚语解读

自古以来，梳头就被作为一种保健方法得到众多养生学家们的推崇。

大文豪苏东坡就经常是"梳头百余下，散发卧，熟寝至天明"。而大诗人陆游长年把梳头作为一种养生之道而坚持，在他晚年的时候头上竟然长出了黑发，于是他顿时诗兴大发，便有了"客稀门每闭，意闷发重梳""破裘寒旋补，残发短犹梳""醒来忽觉天窗白，短发萧萧起自梳"的佳句。医学家孙思邈一生坚持梳头，最终跨过百岁大关。这些诗句和实例都验证了谚语"日梳百遍，祛病延年"的真实性。

医学引据

中医有这样的一个说法：头为一身之主宰，诸阳所会，百脉相通。发为血之余，肾之华。长期保持梳头的好习惯，可以给我们的身体带来四大好处。

首先，在人体当中的十二经脉和奇经八脉最终都要集合在头部，近50个穴位汇集于头。我们在梳头的时候，轻柔的按压可以给这些穴位以按摩，有效地加强头皮经络系统与全身各个器官部位之间的沟通，同时可以促使诸阳上升，百脉调顺，阴阳和谐，最终达到疏通经络，运行气血，清新醒目，开窍凝神，平肝息风的效果。

其次，有研究显示，在我们梳头的时候，通过梳子的梳齿与头发进行接触摩擦，头皮的末梢神经会产生一种电感应。这种电感应会穿过我们的大脑皮质，有助于缓解我们的头部神经，使紧张的头部神经得到松弛与休息；有利于中枢神经的调节，有利于加速血液的循环，有利于改善对脑细胞的血氧供应，有利于消除大脑疲劳，延缓大脑的衰老速度。

再次，梳头可以起到通络活血的作用。头皮受到梳子上梳齿的刺激后产生的一种生物电流可以穿透我们的皮肤最终到达骨膜，可以有效地解除血管痉挛，还可以促使血流通畅，从而使我们的头疼感消失无踪。

最后，梳头时候给予头皮的温和刺激，通过神经反射而产生作用，可以有效地促进头部血液的循环，加快细胞的新陈代谢，使得我们的头发变得乌黑光润柔顺。

养生实例

慈禧为何年过花甲仍然满头秀发

慈禧太后每天起床后要做的第一件事就是命令小太监为她梳头，而在就寝前要做的最后一件事也是梳头。通过用梳子或者用手指轻轻地梳理头发，给予头皮的温和刺激能够达到耳聪目明、缓解头痛、预防感冒的功效，同时还可以促进大脑内的血液供应。慈禧太后就是通过长期这样的坚持，使得她虽然已年过花甲，却仍然是满头的秀发，可谓是只见年龄长，不见面容老。由此可以看出，养生之道必不可少之法宝中，梳头这一项不容忽视。

养生启示

每天坚持梳头不仅可以去掉头上的脏东西，还可以促进血液循环，使头发柔软光泽。但是，用什么样的梳子梳头最健康，用什么方式梳头最有益也是有学问的。我们应该注意以下几点。

（一）合适选梳，事半功倍

秋季大风天气，披散的头发不好梳拢，这时可以使用粗纹的动物毛制成的梳子，既不会伤害到我们的头发，又可以起到按摩头部的作用。

（二）正确梳头，健康常驻

梳头到底有什么作用呢？梳头可以让硬发变软，让软发变硬。正确的梳头方法应该是先梳开发梢。我们可以用梳子贴近头皮，缓慢旋转着梳。梳头要用力均匀，不可以太使劲。我们可以在梳头的同时，将身体向前或向后倾斜，这样可促进血液循环。每一个部位每次可以梳五六次，整个头发一天梳100下左右最为合适。

（三）选好材质，消除病症

牛角梳或者黄杨木梳是最好的梳头工具。梳头时由前向后，再由后向前轻轻梳拢，可以顺畅通气，促进血液循环，有效防止白发、黄发以及脱发，还可消除头涨、麻木等症状。

（四）保持洁净，远离病菌

梳子要保持干净，防止头皮病的传播。脏物存在梳子上的时间久了，会产生病菌，所以梳子要勤洗。正确的洗梳子的方法：浸在肥皂水中10分钟，用旧牙刷擦拭，然后用清水冲干净，插在杯子里。倘若梳齿已经弯曲了，就必须换一把。

十一

常在树林转，润肺身体健

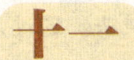
谚语解读

"常在树林转，润肺身体健。常在花间走，活到九十九""多近树，常吃素，童心驻，忘记数（岁数）"，老祖宗的金玉良言，可谓都是养生的经典"药方"。这些民间谚语指出了树木有益于身体健康、使人长寿的秘密。

森林是"天然的氧吧"，也称作"地球的肺"。树对人类有一定养生保健作用。树林能吸收二氧化碳，释放出氧气。另外，树木还能分泌出杀伤力很强的杀菌素，杀死空气中的病菌和微生物，达到净化空气的作用，从而使我们吸入清新的空气，得到优化的氧气，使身体更受裨益，还能使作为呼吸器官的肺得到滋补。

医学引据

《中国医药汇海·论肺之功用》中说"肺为呼吸器官，一吸氧气纳入，一呼碳气吐出，肺予以换气转血"，肺主管呼吸功能的正常运行，呼出体内的浊气，吸入自然界的清气，完成吐故纳新的循环，可见肺在人体中的重要作用。

而杨士瀛的《直指方》又说"气为血帅，气行则血行"，意思说的是，气通顺了血脉就能通畅。如果肺出现了问题，就会影响其呼吸功能，出现咳嗽、气喘、呼吸不利等症状，更甚者还会染上其他疾病，危及生命。因此，我们必须要保证我们吸入的空气是新鲜的、清新的、湿润的，而树林恰恰能为我们提供优质的空气。

日本医学家研究证明，森林浴能提高人体的抗癌能力。树木中散发的芳香能缓解人体的紧张，使得抑制杀伤癌细胞的自然杀伤细胞（NK）机能的"压力"降低，同时主管呼吸作用的肺吸进了洁净、新鲜的空气，使得人体免疫力增强。

养生实例

良好的环境是长寿的保障

科学家们考察了世界上一些长寿老人聚居的地方，发现他们长寿的奥秘除了与生活条件、起居、饮食、心态、劳动等多方面因素密切相关外，良好的环境也是其长寿的重要原因之一。世界五大长寿之乡基本上都是环境幽静、空气清新的地方，几乎没有工业和"三废"污染。

作为世界五大长寿之乡之一的我国广西巴马瑶族自治县就是一个很好的例证。据老年医学综合考察队报告，环境幽静、空气清新是当地人长寿的主要秘方。该地区海拔为435～689米，地势和纬度都较合适，因此森林茂盛、气候凉爽，有宜人的自然环境。饮水极为洁净，空气新鲜并含有较多的负离子，这些因素均促进了人体的新陈代谢，调节了机能，有利于健康长寿。

养生启示

现代人,尤其是上班一族,深藏于城市的喧嚣之中,长时间处于电脑辐射之下,与大自然渐渐远离,身体出现了亚健康。有专家预言,下个世纪医生给病人的处方不再是药物,而是让病人到森林中去和树木打几个小时交道。

我们应该充分利用花草树木这个每时每刻为人类提供新鲜氧气的"工厂",在住宅周围和办公室中种植一些小花卉、小树木,在净化空气的同时又能缓解视觉和精神疲劳。

(一)亲近自然

树木丛中含有丰富的"空气维生素"——负氧离子,它不仅能调节人体神经中枢的兴奋状态,促进新陈代谢和血液循环,并且还能改善肺的换气功能,增强人体免疫力和机体活力。闲暇之余,不妨邀请三五个好友,到树林中散散步,锻炼锻炼身体,呼吸呼吸新鲜空气,你会立即感觉到身心舒展,疲惫感顿消。亲近自然、锻炼身体和食疗一样重要。

(二)回归自然

选择住房时,现代很多人拼命跻身于大气污染严重,房价又极高的城市中心区。我们为何不对依山傍水的乡间进行考虑呢?空闲之余,在门前屋后栽上树木以形成小小规模的树林,身处树木的环抱中,能使人神清气爽、心旷神怡,也可以在室内摆放一些盆景,养些花草。长时间在这样的环境下生活、工作,能使人的心情舒畅、精神振奋、身体健康,而且学习、工作效率又能提高15%~30%,何乐而不为呢?

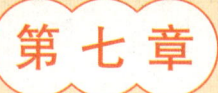

第七章

对症下药,
五脏六腑没烦恼

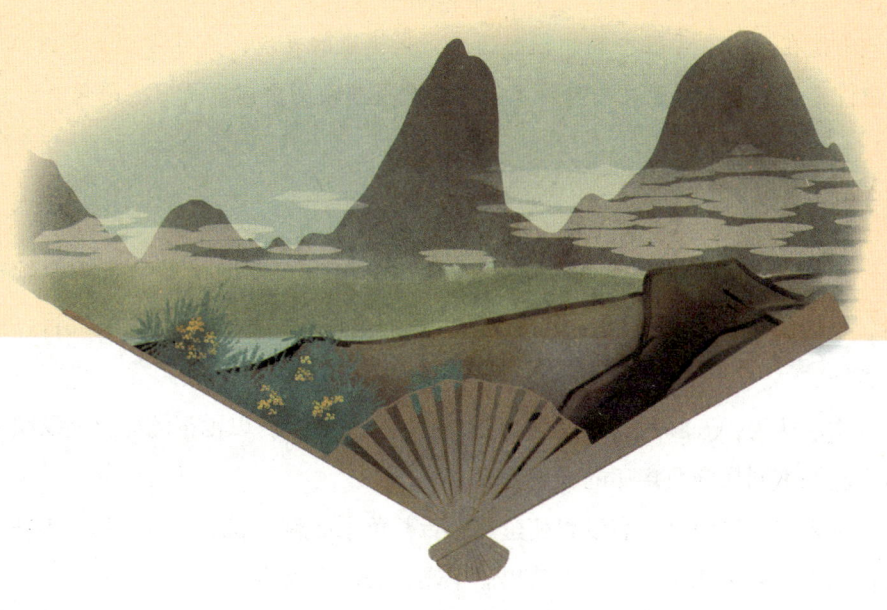

《病玉缘·闺怨》有言:"世间无不可医之病,倘能对症下药,岂有不瘳之理。"食疗和治病最关键就是要做到"辨证施治",而非简单的头疼治头,脚疼医脚。中医理论认为"证现于四肢五官,病存于五脏六腑",只有找准病源,对证施以正确的药方,才能用最简单直接的方法达到治病强身的效果。俗话说"琴医心,花医肝,香医脾,石医肾,泉医肺,剑医胆",本章从人体不同脏腑的特性着手,教你如何对症下药,药到病除。

一

不怕舌上脏，就怕舌上光

谚语解读

有些小朋友经常对着镜子张大嘴巴，看舌头上那一层白白腻腻的"脏东西"，有时候禁不住用指甲刮一刮，被大人发现会被严厉制止。为什么一向要求保持整洁的大人，怎么就不怕孩子舌头脏呢？

其实舌头上那层"脏东西"中医谓之舌苔，舌苔薄、白、润，均匀地平铺在舌面，舌面中部和根部稍厚，是健康的表现；一旦舌面上光滑如镜，没了舌苔，也意味着可能患上了会危及生命的重病或是旧疾恶化。

医学引据

舌的作用在于搅拌食物、品尝味道、发出声音等。正常的舌头柔软灵活，呈淡红色；舌苔白薄、颗粒均匀，燥润适中，中医总结为"淡红舌，薄白苔"。

中医认为，五脏六腑皆禀气于胃，胃气生舌苔，所以舌苔的变化能反映五脏六腑的不同病变及疾病的轻重程度。

如舌苔白滑而腐，表示胃腑蕴热；舌苔黄厚而腻，表示痰热食积；舌苔灰薄而润滑，表示寒湿内阻；舌苔黑而干燥，表示心火盛。

舌苔由薄变厚，表示病情加重；舌苔由厚变薄，表示疾病减退；舌苔骤增骤减，表示病情暴变。

舌苔仅舌尖一片，表示胃气受伤；舌苔偏于一侧，表示病邪半表半里或肝胆湿热；舌苔边缘厚而中间薄，表示阴虚、血虚或胃气损伤等。

舌苔的组成成分很复杂，西医普遍认为是由遗落在舌乳突间的食物碎屑、口腔脱落的细胞、唾液及细菌等混合而成。健康状态下，人咀嚼吞咽时会清除掉遗留在舌乳突间的大部分物质，仅留下一层薄白的舌苔；患病时，人的饮食改变，津液分泌不足，咀嚼和吞咽减少，在细菌作用下舌苔变厚变色，此时可以适当清、刮舌苔，减少细菌以保持健康。

养生实例

口臭刮舌苔，适得其反

年轻的项目经理张华为赶工作进度经常熬夜，半个月前开始就发现自己舌苔变厚而且开始口臭，给大家布置任务的时候总引起尴尬。于是买了一只可刷舌苔的牙刷，坚持每天两次刷牙，每次都用力刮舌苔，他认为刮掉这层厚舌苔口气自然就会清新。没想到几天之后，张华的口臭反而更严重了，吃饭的时候舌面也疼，食欲越来越差，不得不来到医院检查，诊断结果是：刮舌苔不当导致舌背黏膜受损。

医生说舌苔厚腻、口臭是因为工作紧张、饮食不规律，厚腻的舌苔可以通过正确的清洗解决，但不可全部去掉，盲目地刮舌苔可能引发炎症；而排除器质病变的口臭可通过调理生活习惯、饮食结构规律和适当的锻炼祛除。张华听后，对自己的行为后悔不已。

养生启示

舌头上有薄薄的白色润泽舌苔是健康的表现，舌苔太少和舌苔太厚都是身体出现问题的信号。适当刮舌苔有益健康，盲目刮舌苔损害身体。觉得自己生病时最好保留舌苔，为医生提供真实的诊断依据。

（一）舌苔厚，有口气

工作繁忙、饮食不规律的工薪族会被"舌苔厚、口气重"所困扰，这种症状说明胃出了小问题，如果没有其他不适，可以通过调理解决。

1．适当地刮舌苔。最好去买一个专用的舌苔刷，每天饭后由内到外刷几次，可以减少舌苔上残留的食物残渣和细菌。

2．调理起居饮食。早睡早起的规律起居习惯是保持健康的第一步；另外，要多吃易消化的食物，多吃水果、蔬菜，少吃肥腻、煎炸、烧烤、辛辣刺激的食物，不喝酒，不吸烟。

（二）注意紫色的舌头

上海医科大学附属医院联合全国其他33家医院和科研单位，曾对12448例各类癌症患者进行调查,结果表明80%左右的食管癌、贲门癌患者和20%左右的白血病、肺癌、鼻咽癌患者舌头呈暗红色或紫色,并且晚期患者呈现率高于早期患者。因此,舌呈暗红色或紫色且身体伴有乏力、疼痛等症状的人群须及早到医院检查身体。

(三)舌苔是个"变色龙"

舌苔的颜色很容易变化,大家可能都有吃绿豆沙冰棍后舌头变成绿色的经历。如果经常吸烟、喝红酒、咖啡、可乐、果蔬汁、吃巧克力等,舌头上的乳突会残留这些重颜色食物的残渣,使得舌苔变色;另外,在服用某些药物后也可能使舌苔呈现异常颜色。

看舌苔是中医"望、闻、问、切"中"望"的一小部分,单凭舌苔确诊疾病不足取,如果觉得身体有不适最好结合全身的症状,找医生合理确诊治疗。

二

酒喝多了伤心肺,盐吃多了伤脾胃

谚语解读

俗话说"喝酒最伤肝",显而易见这句话的意思是喝酒对人的肝脏不好,事实上喝酒过量不仅会对肝脏造成损害,还会对心肺造成严重损害。"盐吃多了伤脾胃"这句话的意思是盐不可多吃,否则也会产生负面效应伤害到人的脾胃。

生活中有很多事实证明了"喝酒伤心肺,盐吃多了伤脾胃"这句话,比如长期饮酒的人发病的几率要比正常人高出很多,死于癌症的病人中有很大一部分是因为饮酒过量。古语说"水能载舟,亦能覆舟",生活中很多呼吸道疾病、心血管疾病的元凶就是人们一日三餐都会吃到的盐,盐吃多了造成的伤害也不容小觑。

医学引据

现存最早的中医理论著作《素问·六节藏象论》，其文中提到"五气入鼻，藏于心肺。上使五色修明，音声能障"，心主人体血液，肺主人体运气，心肺运行和人体血液的运输密不可分。

日常生活中，有些人常会饮酒过度，殊不知这样会对心肺产生巨大的伤害，长期的大量饮酒会造成心肺功能的衰竭。如果仔细观察，我们会发现经常过度饮酒的人常有打呼噜、容易忧伤等症状，有些人甚至还有鼻炎。这些很容易被我们忽视的常见病症，却是我们的身体向我们敲响的警钟，是心肺不好的表现。

过度饮酒还会引起胃溃疡、食道癌、肠癌、肝癌等疾病。经常大量饮酒会使人们的智力明显下降，甚至还会影响我们的下一代，此外脑卒中的危险也大大上升。

中医认为，脾胃是向人提供营养的中心站，是人体调养的根本。医圣张仲景在《金匮要略》中说："夫治未病者，见肝之病，知肝传脾，当先实脾，四季脾旺不受邪，即勿补之。中工不晓相传，见肝之病，不解实脾，唯治肝也。"大概意思就是说高明的医生见到肝病，不会先想到要去补肝，而是会调理病人的脾胃，可见古人早就把脾胃放在一个很重要的位置了。

而摄盐过量便会伤害脾胃，直接导致免疫力下降，最常见的表现就是感冒频发。此外摄盐过量还会影响我们皮肤的健康，增加患高血压的风险。

养生实例

总统喝酒也伤身

俄罗斯前总统叶利钦在一次出访美国时，与美国前总统克林顿共用晚餐，席间叶利钦频频举杯，杯杯见底，不久便有些醉了，说的话逐渐多了起来，还说了不少粗话和低级笑话。酒醒之后，叶利钦的手还是有些不听使唤，甚至没办法自己扣上胸前的扣子，最后只好让副总统参加了此后的会谈。

从这件事里可以看出，不论你是谁，酒精都能麻痹你的神经，损害行动和思考能力，有时候影响的不只是个人健康和名声问题，也可能关乎国家荣誉。

养生启示

过度饮酒和过度摄盐会使我们的心肺和脾胃受到损伤，但是这两样常会不可避免地出现在我们的生活中，那么，怎样才能保护自己的心肺、脾胃呢？

（一）搓手护心肺

保养心肺最有效的方法就是有氧运动，瑜伽、跑步、打网球等都是很好的选择。另外，中医还告诉我们一个小窍门，那就是在吃完饭后，边走边搓自己的双手。这是因为我们的掌心有心经通过，而心经又主血，多搓可以渐渐改善掌心的血液循环，达到保护心肺的效果。夜间睡觉之前，我们还可以双手在腹部来回轻轻地按摩帮助脾胃的运行，去滞通秽。

（二）饮食清淡养脾胃

在饮食上最好以清淡为主，韭菜、山药和地瓜、萝卜都是不错的养脾胃食物。其中萝卜具有顺气的作用，晚上生吃胡萝卜对脾胃有意想不到的滋养作用。此外，三餐要适时适量，切忌暴饮暴食。

脾胃不好的人可以多喝豆浆，少喝冷饮，豆浆对脾的保养作用明显。此外，条件允许的话我们最好早晚喝一杯牛奶，因为牛奶可以在胃中停留较长的时间，中和一些刺激性的食物，而且还可以保护我们的胃壁，酸奶效果更佳。同样鱼肝油也有不错的养胃作用。

（三）经典食谱

1. 莲子排骨汤

食材：雪耳20克，莲子去心100克，百合20克，排骨500克。

做法：将材料洗净一同放入煲内煮沸，3小时之后便可起锅。

作用：清新可口，去燥润肺。

2. 山药花生粥

食材：山药50克，花生50克，粳米100克，冰糖适量。

做法：将山药、花生、粳米放入锅内，加水煮熟，然后放入适量冰糖即可。

作用：每天吃1次可以养胃健脾。

三

要想心脏好，快走和慢跑

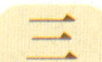 谚语解读

《运动养生绝》中有"行走疾如风，血脉上下通"这样的句子。按照中医的思路，快走和慢跑都可以降低血脂的含量，增加血液中的含氧量，增强心脏的功能，防止"心病"的发生，这就是中医常讲的"气血通畅"。

"要想心脏好，快走和慢跑"，这句大家耳熟能详甚至倒背如流的谚语是先人们通过几十年、几百年的经验累积出来的，也充分地揭示了快走和慢跑对心脏、对身体的重要性。

医学引据

中医最讲究的就是"气"，呼吸补充的是宗气，当人们快走或慢跑时，呼吸时会摄入更多的氧气，血液会传输更多的氧，这样血液循环就会更加通畅。达到了中医常讲的"气血顺畅"，也就是说充实了宗气，自然就会有健康的体魄。

这是中医理论对于快走、慢跑的解释，西方科学通过实验同样证明了这一运动的好处。

英国医学研究发现，每天在吃饭前快走半个小时能够降低血脂的含量，使心脏的活动始终保持着畅通无阻的状态，能够有效地预防心脏疾病。而慢跑能够增加肺活量，增加人体的氧气摄入量，这就能够为心脏乃至人体的运转提供更多的氧元素，使人体进入更强劲、更有活力的状态。

此外，无论是快走还是慢跑都对减肥有很好的作用。人瘦下来之后，心脏的负荷同时也就会相应地减少，对保护心脏有很大的益处。

养生实例

被称为小伙子的老年人

有一位叫陈同伦的老人，今年已经70岁了，但是同龄人都称他是"小伙子"，这要得益于他每天坚持快走和慢跑。20世纪80年代，人到中年的陈同伦常年在机关伏案工作，没有什么健康意识，也没有适量的运动，渐渐地感到身体有些吃不消。在中西医药都无法从根本上解决问题之后，他开始践行"生命在于运动"的名言。他选择了最简单的运动形式：晨慢跑、晚快走。在雷打不动地坚持了半年之后，他发现自己的身体有了明显的好转，同时，妻子在他的带领下也开始了"运动生涯"。这么多年过去了，当同龄人都开始在为心脏病日夜担心时，陈老夫妻却享受着可以到处玩的乐趣。

养生启示

快走和慢跑这两项运动似乎没有什么技术含量，任何双腿健全的人都可以做到，但其实不然，正确的运动时间和运动方法能使锻炼事半功倍，而错误的方法则可能有害人的身体。如何快走，如何慢跑，都有一定的原则和技巧。

（一）快走养生有原则

养生需要运动，快走则是其中很有效的一种方法。快走时要注意调节呼吸和步调，速度一般要控制在每小时5～6千米，同时还要保持好节奏。一旦发现自己身体有所不适，不要立刻停下，而应该慢慢降低速度直至停下，休息一段时间之后再继续，通常每次坚持30分钟左右即可。

建议平时很少或没有运动量的人在开始快走前，首先做一些准备活动，充分地热身，并遵循循序渐进的原则，不可以急功近利，否则可能会导致不良后果。当然最重要的是，一定要持之以恒。

（二）春夏早晨慢跑

科学家认为每天早晨9～10时是一天中空气质量最好的时段。这个时候慢跑，不仅可以增强心肺的呼吸调节能力，还可以让人享受到一天中最纯净的空气。

（三）傍晚慢跑10分钟

人的肾上腺素的分泌过多可能引起血液凝结而导致心力衰竭，而在傍晚分泌量较少，在傍晚时慢跑可以减少血液凝结的趋势，从而有效阻止心力衰竭。所以，很多习惯在傍晚散步的朋友，不如将散步改成慢跑10分钟，这样能更好地保护和锻炼心脏功能。

（四）紧张时慢跑

人在紧张的时候会不自觉地产生慌乱情绪，出现体内肾上腺素分泌增加、肌肉张力增加、心脏负荷增加等症状，长期处于这种状态对人体是有害的，很可能增加心脏病发病的几率。当人处于紧张状态时，不妨试试慢跑并深呼吸，这很有利于缓解紧张的神经，降低心脏的负荷，预防心脏病。

四 人之肾气通于耳，扯拉搓揉健身体

谚语解读

耳，在五行中对应水，在五脏中对应肾。中医说："人之肾气通于耳，肾和能闻五音，肾虚胆热则耳聋耳鸣。"人到了一定年龄，可能会耳背耳聋，这就是肾气衰弱所导致的结果。

五脏中的肾为先天之本，是人体的重要脏器之一。肾脏功能是否健康直接关乎着整个人体的健康长寿。肾的基本功能是生成尿液，借以排出体内代谢产物及某些废物、毒物等，同时保留水分及其他有用物质。因此，想要保护肾脏，保证体内的新陈代谢正常运转，不妨时常揉搓耳朵。

医学引据

中医学认为，肾病是由外邪侵袭，或过度劳累、久病耗伤精气等原因所致。肾脏受损的症状有眼睑水肿、高血压、尿频、腰痛、多尿、血尿等。中医五行中谈道"肾主藏精，开窍于耳"，治疗肾脏疾病的穴位很多都在耳部。

俗话说"小小两只耳，人体大宝库"，耳是肾在体表的孔窍，是反映肾脏状态的一个外在标志，与肾中储藏的精气盛衰有着很大的关系，如我国现存最

早的脉学的专著《脉经》卷六中说:"肾病……两耳苦聋,腰痛。"经常进行一些双耳的揉搓练习,就能够起到强肾健腰、保护五脏六腑的效果,使肾脏远离疾病困扰。

■ 养生实例

腰疼尿频为哪般

张医生有位患者最近总是腰疼,去厕所的次数也在增加,开始还以为是工作劳累引起的,就买了一个按摩椅,后来发现不按摩的时候腰还是疼,而且性欲也降低了。张医生说,这是肾病早期的症状,目前不需要药物治疗,建议平时多做运动,每天利用十几分钟的时间揉揉耳朵、捶打肩背,长期坚持能够保护肾脏,缓解病情。患者听从医嘱,因为年纪尚轻,病情也不严重,坚持揉搓耳朵一段时间之后,腰疼、尿频的症状果然减轻。

■ 养生启示

我们想争取多一点的时间为了事业的成功,为了家庭的富裕,为了孩子的成长而奔波操劳,却在匆匆流走的岁月中,一点一滴地损害着身心健康。如果你还一心扑在工作上,没有重视自己身体所发出的一些疾病信号,那就从今天开始,提醒自己,身体才是革命的本钱,多留些时间给自己的身体吧。

(一)把耳朵叫醒,不让健康亮红灯

人的两只耳朵上有很多穴位,中医学讲究针灸疗法,用于耳部的针灸可以治疗头晕、失眠等症状。我们可以通过摩擦耳廓、擦耳轮、拉耳朵、双手掩耳法、双手扫耳法、全耳按摩法等方法来按摩双耳,让耳朵进行一次全面的锻炼,也让我们的肾脏享受一次舒适的理疗。

具体做法是:将双手搓热,捂在耳朵上,然后将食指放耳屏内侧,拇指放在耳屏后,两指提拉耳垂和耳屏,渐渐由轻到重,以耳朵感到舒适为宜。这样反复地揉搓,不一会儿耳朵就会发热,然后这股热流就会贯穿全身,温暖轻松。

(二)劳逸结合最重要,切勿透支"大仓库"

调查显示,长寿的老人一般都生活在绿叶葱葱的山村或是静谧的小镇。相比之下,都市人每天忙于奔波,身体状况每况愈下,渐渐地步入了亚健康的队

伍，因为劳累过度患上肾病者不在少数。肾主藏精，是人体的"大仓库"，这个仓库内的营养只能随着人体的衰老而越来越少，因此保护肾脏，势在必行。平时一定要注意多锻炼，可以练习哑铃、杠铃等器械运动，也可以做一些有氧运动，如瑜伽、有氧健身操等。此外，还要保证睡眠质量和充足的睡眠时间，使肾脏得到充分的休整。

（三）得了疾病不要怕，放松心态恢复快

由于男性的压力大、工作强度大，肾病的发病率要比女性高。因此，平时工作、生活中一定要注意"防患于未然"，要多吃蔬菜、水果，少吃肉类；生活规律，不熬夜、不吸烟、不酗酒。如果发现有上呼吸道感染、扁桃体炎、发烧、少尿、无尿、血尿等症状，不要掉以轻心，这可能是早期肾炎的表现，应及时寻医问诊，配合医生尽早治疗。得了肾病也并不可怕，发现后及时治疗，保持轻松的心态，坚持健康的生活方式，就能尽快痊愈。

五 吃血补血，吃肾补肾

谚语解读

古往今来，养生为先，"吃血补血，吃肾补肾"，通俗易懂的话语，言简意赅的道理，却禅悟出健康长寿的秘密。动物的血和肾中富含人体所需的营养元素，相应滋补，有益健康，这是老祖宗流传下来的补法，有一定的道理，但是每个人体质不同，因此还需要科学对待。比如动物的肾脏里含有大量的胆固醇，在人体内会增加肾脏的负荷，因此如何做到"吃血补血，吃肾补肾"大有讲究。

医学引据

中医养生，渐渐成为世界公认的最好的延年益寿的方法。中医有"同类相生"的理论，讲究运用血肉有形动物的组织、器官补益由于阴阳气血之不足造

成的机体各种虚弱病态。

李时珍《本草纲目》中记载有鹿血"大补虚损，益精血"的功用，而鹿肾自古也是滋补上品。它在同类药物中作用力较大，凡是肾虚、阳损、精亏引起的腰膝酸痛、阳痿早泄、因子宫问题而不孕者，皆可用之。

明朝医学家陈嘉谟编著的《本草蒙筌》中记载牛血"补血枯"，《名医别录》说牛肾"补肾气，益精"，这些医学名著中阐明的理论具有一定的参考价值。

西医认为动物的血液和人体血液成分基本相似，血液里含有铁等微量元素，而铁是合成血红蛋白的有效成分，所以摄入体内经消化吸收以后会促进人体自身合成更多红细胞，起到一定补血作用。

当然中医理论认为，吃血补血，吃肾补肾，因个体而异，无虚不可补，有虚也不可乱补。

养生实例

吃血可补铁元素

医院里记者遇见两个小朋友随父母来看病，两个女孩大约10岁，一个孩子面色红润，另一个孩子脸色比较暗黄。同是一家人，饮食大抵相同，但是明显能看出两个孩子气色的差别，细问之后才知，脸色红润的小孩非常喜欢吃母亲烹饪的猪血或者鸭血，而另一个孩子从来不吃，不仅如此，脸色暗黄的小孩也比较讨厌吃荤菜。医生诊断说孩子有些缺铁性贫血，主要由偏食导致，建议父母要让孩子的饮食多元化，不要偏食，尽可能地补充人体所缺物质，多吃些猪血，补充铁元素。

养生启示

物质社会的多元化，无形中也增加了人们的压力，经过一天脑力和体力的消耗，精神和生理都急需调养。人的体内脏器就像一棵大树，要想枝繁叶茂，还需多加滋补，平衡体内阴阳之气。

（一）饮食规律，对缺下补

中医理论有"对症下药"之说，意思是要善于了解自身所缺，有针对性地加强营养。如贫血、血气弱者，可以"吃血补血"，多吃家禽和动物的血液；

肾虚患者，可以适当吃些动物肾脏，"吃肾补肾"，还可服用地黄丸。另外，注意生活上不要过于劳累，控制房事。

（二）种豆得豆，种瓜得瓜

人的身体，像一口水井，每取一桶水，看似平静，却在无形中透支了体力，所以千万不能等到枯竭之时才醒悟，我们要懂得"种豆得豆，种瓜得瓜"的道理，只有跟上代谢的步伐，有取有补，才能达到体内循环的平衡。频繁地劳作或者运动后，要注意减轻肾脏的负荷；当生理性或者病理性失血后，需要适当补血，这样才能保持面色红润，延年益寿。

（三）劳逸结合，亲近自然

生活中，多数女性都会有不同程度的血虚肾虚，不仅要注意补血，也需要保持积极乐观的人生态度，增加免疫力，体内的代谢才会更加和谐地运转。

劳逸结合，保持好的心态，与大自然近距离地接触，呼吸新鲜的空气，良好的生活作息，合理的饮食搭配，都能促进身体内环境的稳定和运转。

（四）注重细节，健康饮食

不积小流，无以成江海，大病多数都由小病长年积累而成，平时生活习惯中的点滴不慎，会为健康埋下隐患。养成良好的生活习惯，注重自身的营养搭配，补好身体的每一处缺口，能使健康在点滴中获得回报。

六

怒伤肝喜伤心，悲忧惊恐伤命根

谚语解读

《黄帝内经》中讲道："怒伤肝，悲胜怒""思伤脾，怒胜思""喜伤心，恐胜喜""忧伤肺，喜胜忧""恐伤肾，思胜悲"。异常的情绪活动，可以导致神经系统功能的失调，从而引起人体内的阴阳紊乱，给疾病入侵提供机会。因此，要想身体健康，一定要注意情志的调节，避免情绪失控伤及五脏。

医学引据

《黄帝内经·素问》中讲道"心者,君主之官,神明出焉""主明则下安,主不明则十二官危"。心为五脏之首,在人的身体中居于"皇帝"一样的统治地位。心脏主宰着人的精神,心脏若健康,其他脏腑便会相安无事;心脏若受损,其他脏腑也很难保平安。

中医认为,睡眠不足会影响人的神经和行动,长期睡眠不足会加大心脏负担,提高人们患心血管疾病的风险。此外,吸烟也会对心脏有所损害。香烟含有大量的尼古丁,吸进肚里会抢了心脏的氧气,从而导致心脏缺氧。情绪不稳也会损害心脏,其中生气更有可能会造成血管的破裂,危及生命。

肝为五脏之一,是人体最大的脏器。肝具有生发、喜条达、恶抑郁、体阴而用阳等特性,其功能为主疏泄、主藏血、主筋华爪、开窍于目。肝脏为维持生命所发挥的作用之多是其他脏器无法比拟的。如果肝脏的功能受损,会引起全身的不适症状,所以,保护肝脏也就相当于保护生命。

《黄帝内经》指出"百病皆生于气也",过激的情绪会导致气机失常进而导致肝脏出现问题。中医有云"忧伤脾,怒伤肝",人的情绪在剧烈波动时,体内的激素分泌就会失去平衡,导致血液循环障碍,影响肝的血液供应,会使肝细胞因缺血而死亡。

养生实例

养生养心要养性

张先生总是喜欢斤斤计较,时不时地跟别人为一点小事生气。常常气得自己浑身发抖,脸色发白。在大学学医的女儿看到父亲这样经常劝解他,但是他就是不听。结果单位在一次精简员工的时候,让张先生下了岗。这下气坏了老张,他当即就气昏了过去。到了医院做身体检查,结果令家人捏了一把冷汗,原来老张由于经常生气已经导致肝脏严重受损,再这么发展下去很可能有生命危险。

有句话说"养生即养心",想要身体好,除了注重日常的饮食,也要注意调节自己的情绪,气大伤身就是这个道理。

养生启示

大喜大怒等情绪波动是造成心、肝损伤的重要原因之一,除了平时注重情绪调节之外,食补和起居养生也是调养心脏和肝脏必不可少的元素。

(一)小心"肝"

中医学认为"人动则血运于诸经,人静则血归于肝脏",静卧休息时,血液就会回归于肝脏,肝脏就会得到血液的充养。所以保持充足的睡眠是养肝的有效方法之一。

食补方面,由于肝细胞对优质蛋白和维生素的缺乏十分敏感,所以要多吃富含蛋白质的瘦肉、鱼、蛋、乳类以及大豆制品。另外,冬菇、猴头菇和灵芝类食物能促进肝脏排毒解毒,提高人体免疫力。

(二)经典养肝食谱

1. 猪肝炒四季豆

食材:猪肝、四季豆、淀粉、盐、胡椒各适量。

做法:将四季豆洗净,切成小粒,猪肝洗净切碎,用盐、淀粉、胡椒拌匀。把猪肝放进热油锅里翻炒片刻,再放入四季豆炒熟调味即可。

作用:补肝明目。

2. 蜜糖鸡肝

食材:鸡肝、蜂蜜各适量。

做法:将鸡肝洗净后与蜂蜜一起放入碗里,蒸熟即可。

作用:滋补肝肾,补虚明目。

(三)爱"心"多一点儿

心脏的保养要注意保持乐观的心情。中医认为"心在志为喜",喜悦对机体的精神状态是一种良好的刺激,有益于心脏,也有益于人体的身心健康,但凡事不宜过度,就算是喜悦,也该适当控制,防止乐极生悲。

《黄帝内经》有五味养五脏的说法,即用饮食的多样性和均衡性来养护内脏。膳食纤维素能促进胆酸从粪便中排出,减少胆固醇在体内生成,有利于冠心病的防治。因此,要多吃含有纤维素的蔬菜,如竹笋、梅干菜、芹菜、韭菜等。

(四)美味护心食谱

1. 雪梨百合

食材:雪梨、百合、冰糖各适量。

做法：将雪梨和百合洗净，雪梨切成小块，与百合一起放进锅里，加水煮沸，再放入冰糖煮熟即可。

作用：养心润肺，安神止咳各适量。

2. 芹菜枣仁汤

食材：芹菜、枣仁各适量。

做法：将芹菜洗净切段后，与枣仁一起放进锅里，加水煮汤，熟时加入盐调味即可。

作用：安神养心，滋阴润肺。

七

肾虚尿频，要吃花粉

谚语解读

中医认为，肾乃人体的命门，它掌管着人的命源。俗话说"肾虚尿频，要吃花粉"。肾虚尿频是因为肾功能不全引起的慢性虚证，而花粉有利于滋补肾气，缓解虚证。

安身之本必资于食，直接经口摄入的食物，对人体的作用往往是最直接的，只有较好地了解自己身体的优势与不足，才能更好地维持命门，带来健康。

医学引据

中医认为，如果出现以下临床症状：小便次数增多，面色暗黄，体虚无力，尤其夜间起床小便次数多，就表示可能患上了由肾虚导致的尿频。

患有肾虚尿频，需要温补脾肾，升清固摄，花粉便是温补的良品。早在先秦时期，《周礼》就记载有"食治学"，并对饮食与疾病的关系作了富有哲理的阐述，奠定了中医学"治未病"的医学理论。后人又将可以食疗的药物编辑成多种版本的《食疗本草》，在这些专著中，都有用松花粉做汤、制馅、蒸饼、酿酒的记载。

中医经典《神农本草经》中就将松花粉列为食补的上品，认为它主治心腹邪气，有利小便、消淤血的功能，久服能够"轻身，益力，延年"，可谓效用多多。明朝李时珍在《本草纲目》中称松花粉："润心肺，益气，除风止血。"人体五脏六腑相连相通，因此花粉对治疗肾虚尿频有着一定作用。

养生实例

康宁老人王希文

王妈妈现已104岁，仍然耳聪目明，头脑清晰，没有老年人常见的肾虚尿频的症状。经采访得知，王妈妈之所以身体康健，有一个主要原因是她每天都适时食用些松花粉，而且从不吃生冷食物，这样就很好地保护和滋养了肾脏及其他脏腑。

王妈妈说花粉不是药，无法直接治病，但能提供足够营养，活化人体细胞，促进新陈代谢，调节生理机能，提高器官活力，增强身体的免疫力和抵抗力。在这里我们建议老人们适量服用，延年益寿。

养生启示

中医理论认为肾阴为全身诸阴之本，肾阳为全身诸阳之根，五脏六腑之阴精，非肾阴而不能滋生，五脏六腑之阳气，非肾阳而不能温养，肾与肺阴阳相互滋生，心与肾水火既济，阴阳互补，精血互化和精神互用，与脾是先天与后天的互促互助关系。因此，肾一旦出现问题，很可能影响体内阴阳平衡，需要引起高度重视。

（一）松黄花粉，利于肾脏

随着社会的进步，各个行业的迅速发展，人类的生存环境也发生着变化，养生越来越注重自然，注重食疗。以花粉养生，便是其中一种滋养肾脏的法门。松黄气味甘平无毒，可以治疗心腹寒热邪气，利于排解小便，也可以消淤血。多吃些松黄花粉，利于肾脏滋养排毒，利于新陈代谢；长期服用可轻身益气，延年益寿。

（二）肾虚尿频，少肉多素

尿频并非严重疾病，但是不可忽视，尿频的诱因很多，有的来自精神因素，如过分紧张和疲劳；有的来自体质问题，如体虚、肾虚。

其中精神原因导致的尿频可以通过调节情绪和生活习惯来缓解，而肾虚所导致的尿频，要注意从饮食上来治疗。一旦肾虚尿频，要注意休息和调养，多吃素菜，少吃肉类和胆固醇含量过高的食物。此外，多食用一些含植物有机活性碱的食品，可有助于缓解尿频症状。

（三）天然保健，懂得解压

"是药三分毒"，人人皆知，所以建立良好的饮食习惯，加强锻炼，才是有效抵御疾病侵犯、保持身体健康的积极方法。

虽说身体发肤受之父母，但后天环境的再造却是影响一个人健康长寿的主要原因，现代文明社会的各种竞争，带来身心疲惫；吸烟喝酒的刺激，带来感官的麻木；纵情色欲的频繁，带来肾精损伤，这些直接有损于人的生命健康指数，因此，要学会解压，远离恶习，积极锻炼，疾病自然不来找。

八
胃气壮，五脏六腑皆壮

谚语解读

在中医理念中，人需要具备精、气、神三种东西才能够保持健康，五脏六腑也都是靠着精气来运转，"人受气于谷，谷入于胃，以传与肺，五脏六腑，皆以受气"。其中所需要的精气都是来自于胃，精气清者为营，浊者为卫，一里一外维持着人体的阴阳平衡。

中医认为胃是"五脏六腑之海"，诸多重要的器官都靠着胃来提供能量，人们日常所需的能量皆来自于此。如果把人体比作电动玩具，胃就像其中的电池，如果没有充裕的电源，那么整个电动玩具就无法驱动。古语云"胃者，人之根本，胃气壮，五脏六腑皆壮也"，胃乃后天之本，水谷化精之源，保护好胃，则其他脏腑才会健壮。

医学引据

中国古代医学对于胃特别重视,《黄帝内经》中有专门的记载:"胃者,五脏六腑之海也,水谷皆入于胃,五脏六腑,皆禀气于胃""胃为五脏六腑之海,其清气上注于肺,肺气从太阴而行之,其行也,以息往来,故人一呼脉再动,一吸脉亦再动,呼吸不已,故动而不止",这些论述说明胃是五脏六腑能量的来源,胃消化的水谷之气在人的呼吸以及脉搏跳动上起着重要作用。

现代西医则认为胃作为消化系统中重要的一员,日常进食的食物经过胃酸分泌出的多种酶分解成可以吸收的养分,用以供给五脏六腑以及人体日常所需的能量。

起到关键作用的器官往往都是很脆弱的,民间有"十胃九病"的说法,说明胃病已成为困扰无数人的通病。轻者时常忍受胃痛的煎熬,重者危及生命,保胃健胃成为现代健康保健的一大趋势。

养生实例

水利部长的养生之道

原中华人民共和国水利部、水利电力部副部长张含英,一生为黄河的水利事业奔波,工作繁杂,但却达到了102岁的高寿,让人们暗暗称奇。张老在世的时候经常给别人讲自己的长寿秘诀:"吃饭养胃,睡觉准时,打太极拳。"第一项就是吃饭养胃。张老还经常对自己的儿女说:"年轻时人要养胃,别伤着胃,老了胃就养人。"从张老的养生实例中,我们可知一个健康的胃对于人们的健康是何其重要。

养生启示

胃是人身体中的消化系统,说到养胃就自然令人们想到"食疗"。俗话说胃病是"三分治,七分养",食疗确实是目前最简单最实用的养胃方法。

(一)饮食习惯很重要,过多过少皆不宜

保持良好的饮食习惯,饭吃七分饱,不宜太饱也不能饿着。一日三餐不仅要按时吃而且要有一定的规律,"早餐如皇帝,午餐似平民,晚餐像乞丐",

切忌暴饮暴食。

吃饭时不要狼吞虎咽，饭菜入口多嚼两下再下咽；吃饭要保持良好的姿势，不要站着或跷腿，安稳坐下来进餐有益于肠胃消化。

同时要注意食物的摄取，不要经常吃有刺激性的食物，如辛辣、油炸、烧烤、烟熏等食物，更不可过度抽烟喝酒。

（二）食疗保健与运动，护好肠胃胃口好

注重食疗的同时要辅以运动保健，这样能加快新陈代谢的速度，促进肠胃消化。但是得了胃病的人不宜运动过量，而且要避免剧烈的刺激性运动，如蹦极。

胃病患者可以选择比较温和的运动方式，如早晨、黄昏到树林里散步，锻炼身体的同时还可以放松心情。心情好坏有时也能影响胃的状态，实验表明人在心情不好的情况下胃病发病率更高。

（三）养胃食物要记牢，滋补身体胃清爽

选择好食物也是养胃的关键。首先肠胃不好的人要少吃米饭，因为米饭质硬而且含酸量高，可以用馒头来代替米饭。此外，小米、南瓜、菠菜、胡萝卜以及大枣、生花生有着很好的养胃功效，平时可以多吃。生花生每次以4～6粒为宜。

同时，在挑选饮品时也要注意，蜂蜜和红茶是养胃的绝佳饮品，肠胃不好的朋友还可以多喝牛奶和热水，但牛奶不能空腹喝，也不要喝生冷的饮品。

九 胃酸过多，多吃水果

谚语解读

俗话说："胃酸过多，多吃水果。"水果多汁，内含可溶性糖、大量维生素和一些微量元素，可独立于三餐前后食用。水果还可以补充肌肤水分，平衡油脂，起到减肥美容、助消化的作用。但胃酸过多者并不是吃什么水果都会有好处的，水果分成两类，一类为碱性，一类为酸性。胃酸过多，适合吃碱性水果，如橘子、柚子等，可以中和胃酸，达到体内酸碱平衡。

医学引据

《难经·三十一难》说："中焦者，在胃中脘，不上不下，主腐熟水谷。"中医理论上胃的主要功能是消化吸收水分和食物。而胃的运动特点是主通降，胃里分泌的胃液通过蠕动作用将食物磨碎，然后由胃蛋白酶分解。而水果多汁，富含营养元素，易于磨碎，减少了胃的消耗，有助于快速消化。胃酸可以消化食物和防腐制醇，但分泌过多，则适得其反，会引起恶心、吐酸水等。

有些水果却是胃酸者禁忌，如猕猴桃性寒，味甘酸。《开宝本草》中指出："冷脾胃。"《中药大辞典》也说："脾胃虚寒者慎服，凡胃寒痛者当忌。"此外，《本草纲目》中记载草莓可以润肺、健脾、补血、益气，但胃酸过多者应少食。

养生实例

碱性水果养胃长生

重庆鹅公岩社区退休老工人蔡万全，已有105岁高龄，在小区的知名度非常高——大家都知道他是个性格温和的"糯米老头"，而且一天也离不开水果。

蔡爷爷的女婿李家富介绍，根据季节的不同，老人会选择食用葡萄、小番茄、柚子等不同的水果。但是最爱的是小番茄，一年四季没断过。李家富说，蔡老现在每天要吃0.15千克小番茄，不吃就会浑身不舒服。

经过调查发现，原来蔡万全生活中常食用的多是一些碱性水果，可以中和胃酸，达到护胃健脾的功效，而脾胃又能为五脏六腑提供能量，保持精神旺盛，所谓"胃气壮，则五脏六腑皆壮"，这就是蔡老的养生秘方。

养生启示

现代社会，应接不暇的应酬，不定时的加班，使按时吃饭成了大问题，往往因为工作，有人三餐合为一餐，饮食极度不规律，给身体带来许多隐患。工作是为了更好地生活，我们不能在一日三餐中毁掉自己。

胃病也是一种情绪病，消极的情绪会间接影响体内循环的正常运转，包括胃肠道的蠕动和消化。因此，预防胃病需要注重规律饮食，营养搭配，还需要调节心情，多锻炼。

（一）胃病吃水果有讲究

水果有降血压，降血脂，预防癌症，抗氧化，强化骨骼，维持酸碱平衡等作用，常常食用，可以减缓衰老，增加肠胃的消化功能，进而促进吸收。但是水果的食用也不是毫无顾忌的，如胃肠功能太弱者不宜多吃桃子，否则会增加肠胃的负担；脾胃虚弱者要少吃性寒的梨子，会损伤阳气；空腹时不能吃西红柿、柿子、橘子，可能导致胃胀；胃虚体弱者，不宜吃香蕉、西瓜。

（二）水果类型，注意分析

水果除了水分还富含很多矿物质和微量元素，但是有些水果，我们还应了解它的特性后再食用，如梨、柠檬、杨梅、青梅、李子等含酸较高的水果，不适合胃酸过多的人食用，这样不仅不能减少胃酸的释放，还会适得其反。

（三）良好心态，切勿常怒

现代社会生活压力很大，许多人的饮食生活习惯极其不规律，如喜欢抽烟喝酒，不按时吃饭，为赶时间狼吞虎咽。长此下去必然导致肠胃负担过重，一旦引发胃病，整个身体机能都将受到影响。胃病患者或者肠胃不佳者不宜动怒，应该学会自我调节，遇事冷静，切勿发火，否则会增加肝胃负荷。人的五脏六腑互相衔接，保持良好健康的心态，五脏六腑均会受益。平时不要给自己太多压力，要懂得适当减压，多与朋友交流谈心，遇到烦心事学会自我宽慰，有些阿Q精神又何妨？

十 琴医心、花医肝、香医脾、石医肾、泉医肺、剑医胆

谚语解读

这六个三字小短语来源于清代诗人朱锡绶，大概的意思是美妙动人的琴声，让人听了心旷神怡，有助于养心；娇嫩鲜艳的花朵让人欣赏，可以驱除烦躁情绪，利于养肝；扑鼻而来的香气让人味觉顿开，可以养脾；针灸按摩可以养肾；山林间的泉水瀑布，净化空气，可以养肺；持刀舞剑常锻炼，可以使人形成勇敢果断的品性，可以养胆。简单的一句谚语却揭示出了人体五脏的养生之道，可谓经典又凝练。

医学引据

从古至今，很多名人志士都探讨过养生论，中医经典《素问·阴阳应象大论》中曾写道："故喜怒伤气，暴怒伤阴，暴喜伤阳。厥气上行，满脉去形。"人的情绪极易受到周围环境变化的影响而产生不同的反应，对人体健康造成不同的影响。这种情况下可以用鲜艳的花朵使人心情舒畅，达到排解肝气的作用；利用自然界中的香气直通脾胃，使人胃口大开，达到强胃健脾的作用；利用舞剑锻炼自己的意志，达到健胆的目的等。要充分利用周围的环境带给人的积极情绪，反馈到身心，有益于人体的五脏运行。

西方的《心理学》与我国古代的养生理论有着异曲同工之妙，都强调利用外部环境资源让患者依靠感官产生的感受来医治疾病。这种精神医治方法在西方不断拓展和延伸，已用于许多患者的临床治疗之中，效果显著。

养生实例

精神疗法治癌瘤

卡尔·西蒙顿是美国著名的医生,自1971年以来,他就用自己编制的"精神想象操"来治疗自身的皮肤癌。他在床上闭目静坐,放松身体,倾听着温柔的钢琴曲。想象森林之中,空气清新,小鸟鸣叫,花儿芬芳,泉水叮咚,身体中的抗体就像是武士,手持利剑与身体内的癌细胞斗争……一年之后,癌瘤竟奇迹般地消失了。

中国社会科学院社会研究所心理研究室副研究员邵道生,在1998年患上癌症之后,学习采用了卡尔·西蒙顿的这套治癌操,疗效显著。

这种精神疗法治癌操的基本思想和我国中医里提及的"琴医心、花医肝、香医脾、石医肾、泉医肺、剑医胆"说法有着相似之处。

养生启示

关于"琴医心、石医肾、泉医肺"在其他篇章中已有详细叙述,在此就不再赘述。我们着重为大家讲解一下如何能做到以花养肝,以香养脾,以剑养胆。

(一)花医肝

肝脏是人体最重要的代谢和解毒器官。

关于肝的保养一直是人们在日常生活中最为关心的问题,"花医肝"很好地阐释出了养肝妙招。对肝病患者来讲,保持豁达开朗的良好心态,是护肝之首,而五颜六色的花朵,自然是上乘之选,在办公室放一盆植物,有助于调养心情。

花儿种类众多,四季皆有花可赏,可是有些花可靠近品鉴,例如油菜花、桃花、樱花等;而有些花却是只可远观不可亵玩,例如兰花、月季、百合、夜来香、郁金香、一品红、杜鹃花等,它们有的是香气有毒,有的是根茎误食可中毒,因此"花医肝"并非所有花都适用,还是需要谨慎选择为妙。

(二)香医脾

大自然中的青山绿水、鸟语花香,赋予了人类净涤心灵、放松心绪的空间,美学家在大自然中可以培养灵感,医学家在大自然中可以治病疗疾。《幽梦续影》所记载的:"花医肝""香医脾""泉医肺"更是将大自然的花草、山水比拟为治病的灵丹妙药。古人说:"香辛平而燥",抛下工作的束缚,人际的烦恼,飞入自然,花草水土的馨香沁入心脾,令人心旷神怡,这正是"香医脾"的真谛所在。

习惯了"宅"在钢筋混泥土的结构中,人的眼界便会局限在条条框框之中,心情难免变得烦躁,这时候求医问药难以见效,不如邀三两好友,携四五亲朋,驾长车,踏破现实的桎梏,飞离物质的樊笼,回到自然的芬芳之中,陶冶情操。最好的妙药在于自然,至高的养生也在于自然。

(三)剑医胆

电视里经常会出现生命垂危的人凭借强大的意志力战胜死神,顺利渡过难关。也许有些夸张,但是意志力对于人的健康确实存在或多或少的影响,用科学的理论解释便是潜意识的作用。因此,锻炼坚强的意志力也是养生的应有篇章。

"剑医胆"说的便是通过练剑等方式培养人的胆识、坚强的意志力以及做事勇敢果断的品性。如今在广场和公园里都会看到很多人身穿白袍手持长剑,随着轻缓音乐缓慢舞动,这就是太极剑。太极剑需要练剑人的"手眼身法步"和谐统一,对于老年人来说,太极剑刚中带柔,能培养人谦和的气质;而且柔中有刚,能增强人的正义感,无形中使人体脏腑功能状态越来越好,气血运行越来越有规律。

除了练剑,坚持长跑、登山等要求毅力和耐力的运动方式也是锻炼意志力的好方法,大家可以选择自己喜欢的方式。

第八章

为所当为，
起居避忌要记牢

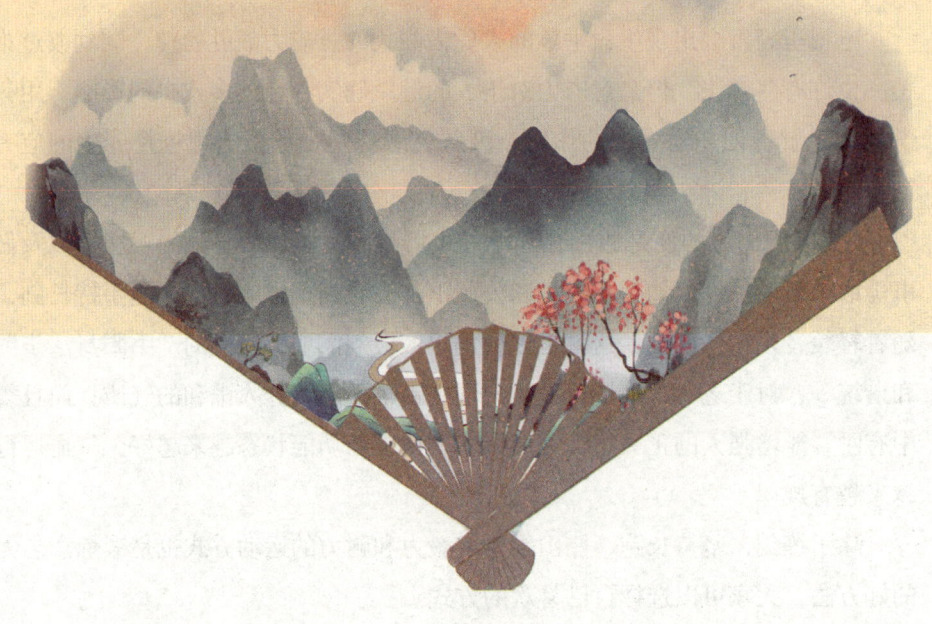

古语有云："事有可为有不可为，切不可妄为！"又说："事可为，不可过也。"可见凡事都有正反两面性，一旦超过一定的度，好事也可能变为坏事。在养生上，认准什么对身体有害，是保养的第一步。只有先知道养生禁忌何在，才能有所为，有所不为。而在生活中，哪些事情是需要注意的呢？俗话说"贪吃贪睡，添病减岁"，"食不言，寝不语"，我们就从寝、食、沐、饮、穿、戴等方面，看看在养生的过程中，何者可为，何者不可为。

一

汗水没干，冷水莫沾

谚语解读

大家都知道中暑这个词语，却不知道暑分阴阳。古语有云，"动而得之者为阳暑，静而得之者为阴暑"，阳暑是指在高温、散热不足的环境下持续受热而引发的中暑；而阴暑却是由于过于追求凉快，冷热过度引起的。有句老话叫"汗水没干，冷水莫沾"，夏天外出归来，满身汗水，真想马上凉快起来，有的人会立刻冲凉水澡或者吃冰棒喝冷饮，当时是舒服了，殊不知后患无穷。

明代医学家张景岳指出："阴暑者，因暑而受寒者也。"阴暑的症状一般为身体发热，头疼，无汗，身重疼痛，神疲倦怠，舌质淡，苔薄黄，脉弦细，四肢关节疼痛，心跳加快，腹痛腹泻等。出现这些症状时，很可能是中了阴暑，要尽早采取措施治疗。

医学引据

中医美容养生专家说"冷水灌汗，有形之水郁遏皮毛，闭其汗湿。所以身热疼重"，当身体处于流汗状态的时候，身体散发出的热量较多，皮肤血管扩张，代谢旺盛。这时如果立即洗冷水澡，皮肤受到的冷刺激比平时强得多，皮肤上的血管会反射性地收缩，反而阻碍了体热散发，导致体温升高，热毒无法排出体外。

而且，冷水的刺激使皮肤血流量骤减，倒流回心房，这大大增加了心脏的负荷。人体从很热的状态一下进入很冷的状态，中间毫无适应调整过程，轻者将引发感冒风寒、胃疼等病症，重者导致血管僵化破裂、心脏病发作等。有风湿病、坐骨神经痛的患者如果洗了冷水澡，受到冷水刺激会加重局部疼痛，影响疾病的转归。女性在经期、孕期千万不可碰冷水，洗冷水澡，否则可能落下病根。

夏季切勿冷水洗澡，盛夏酷暑，天气既炎热又潮湿，人体抗病能力低下，体温调节中枢容易不协调，骤热骤冷，对健康有极大的害处，特别是老人、儿童、孕妇、体弱者，更应该加强防御，不可过度追求凉快，避免寒湿侵体而引发疾病。

养生实例

冷水洗澡损健康

正值酷暑，热爱运动的小伙子小飞打完篮球后，满身大汗，一回到家，放下篮球，他就迫不及待地冲了个冷水澡。洗完之后不久，小飞就感到头痛，全身发冷甚至还伴有腹泻。小飞的女朋友连忙把他带到医院，检查之后，医生说他是因为洗了冷水澡寒邪入体而受了风寒，建议以后运动完要等汗水干后，再用温水洗澡，否则冷水刺激太大，对身体影响非常不好。听到医生讲解冷水洗澡对身体的坏处后小飞吓出一身冷汗，下决心改正运动后洗冷水澡的坏习惯。

养生启示

炎炎夏日，运动过后，汗流浃背的状态实在是不好受，可是头晕脑热涨、咳嗽流鼻涕的感觉也一样地难过，如何做到既防暑消热又健康舒适呢？我们来看看下面这几点。

（一）冷热交替要有过渡

如果是在必须要洗凉水澡的条件下，那么一定要先休息一会儿，等汗水风干后再洗冷水澡。在等汗水干的时间内，也不可吹风扇，不可喝冷饮，可以用干毛巾或者不冰的湿毛巾擦拭身体。

一般情况，身上的汗水完全干需要1小时，等到汗水干了之后，先用冷水局部擦拭，身体对冷水逐渐适应以后，再开始冲洗。另外，水温应控制在25℃左右，洗冷水澡不可超过15分钟。

（二）不用冷水来洗澡

为什么有的人脸上和背上会有很多痘痘呢？这也和平时清洁皮肤的水温有关，当皮肤处于很热的状态的时候，毛孔由于热胀冷缩的原理是处于扩张的状态，倘若你突然用冷水接触皮肤，会导致细菌污垢不能清洗干净。同时毛孔突然张闭，会使皮肤弹力减弱，堵塞在皮肤里的污垢会引发粉刺，还会导致毛孔变大，而冷水又不能溶解皮肤的多余油脂，这就是为什么很多时候洗完冷水澡后会觉得脸上油腻的原因。

（三）温水洗澡才降温

温水洗澡虽然不能立刻降温，但它是养生法门之一。温水可以冲洗你皮肤表面的汗液，开放毛孔，让毛囊以及皮肤保持清洁，使皮肤透气，并且促进新陈代谢，毛孔开放之后，有利于人体排热，所以洗温水澡也会很凉快。当然，水温不可过高，控制在比人体正常体温低2℃即可。

（四）夏季冷饮要节制

夏季人们都爱喝冷饮，但是有时会毫无节制地暴饮暴食，这是极其有害健康的。适当吃些冷饮，可以消暑解渴，但是吃多了会导致食欲下降，因为冷饮冲淡了胃液，影响了胃的运作，所以有些人在酷热之时立刻喝冷饮会出现胃疼。夏季喝冷饮要有节制，不要喝太冰凉的饮料，解暑不妨多喝绿豆汤。

二 食不言，寝不语

谚语解读

《论语·乡党》中说"食不言，寝不语"，乃孔夫子修身养性之说。

"食不言，寝不语"开始是孔子提倡的中国古代传统礼仪，但后续发展就演变成了养生之说。食不言，是指吃饭的时候少说话，以免影响胃的消化。寝不语即睡前不聊天，睡前聊天，会使精神亢奋，影响入睡。从古至今，人们都把饮食和睡眠当做健康长寿的必修课，养成良好的饮食和睡眠习惯，是养生的基本。

医学引据

之所以提倡"食不言"，是因为用餐时讲话，唾沫横飞不但不雅观不卫生，容易传染疾病，而且会影响消化液的分泌，导致食欲不振，时间长了可能引发胃病。吃饭专注，才有助于胃对食物的消化与吸收。此外，吃饭时讲话也很容易使食物碎渣进入气管，造成咳呛，严重时还可能引起窒息，危及生命。

而主张"寝不语"，则是因为睡觉说话，容易使人精神亢奋，还容易让人激动，得脑出血，晚上容易情绪失控；精神亢奋还可能导致失眠，影响身体器官的休整，所以我们在身体力行"食不言，寝不语"的同时，更要教育孩子们改掉食言寝语的坏习惯。

西方人有喝咖啡的习惯，在西餐厅里他们一边喝着咖啡，吃着点心，一边和友人谈天说地。往往在说话时，食物容易被误吸入气管，发生咽喉或气道阻塞。轻则说不出话，喘不上气，重则面色青紫，丧失意识，晕倒在地。倘若不及时救助，甚至有性命之危。西方有专家称这种情况为"咖啡馆病"，实际上是医学上所说的"窒息"。

所以，每逢佳节亲朋好友聚会，在推杯换盏的时候，千万注意进食时要小心，不要大声讲话，以免"异物"进入气管，发生类似"咖啡馆病"的危险情况。睡觉时也不要过于开心，谈天说地影响睡眠，间接伤害身体健康。

养生实例

孔子的养生学说

"食不言，寝不语"既是良好的饮食卫生习惯，也是古代传统文明礼仪，可见孔子不仅讲究吃得健康，也要吃得文明，坚持实践自己的礼仪之道和养生之说。孔子一生波折，但能享有73岁高龄，这与当时(公元前五六世纪)人的平均寿命仅30岁左右相比，实为"高寿"，可见孔子的"食经"是他长寿的奥秘，其中"食不言，寝不语"便是其中重要一条，也是值得后世借鉴学习的养生学说。

养生启示

中国古语"食不言，寝不语"，就是告诫我们要有正确的饮食习惯和保证良好的睡眠质量。但是能做到这两点的人并不多，一旦"食时言"出了状况怎么办，又该如何做到"寝不语"呢？

（一）"食时言"出了状况怎么办

在吃饭时说话，如果出现"咖啡馆病"这样的紧急状况，尽量在120急救车到来之前，采取现场急救。以下是海姆力克急救方法。

第一种情况：施救者应站在患者的背后，紧抱患者，左右手交叠握拳抵住患者上腹部，用力向后、向上挤压患者的腹部。待把食物挤压到口腔时，用一手拇指和食指抓住患者的舌和下颌并向下牵拉，另一只手的食指弯曲如钩状将误入的食物轻轻抠出，或鼓励患者咳嗽吐出。注意千万不要用手指直接捅食物。

第二种情况：自救法。左右手交叠握拳抵住自己腹部（一般置于脐上），用力向后、向上挤压腹部。当食物被挤压到口腔时，食指弯曲如钩状将误入的食物轻轻抠出，或用力咳嗽、吐出。或者身子趴在椅背上或栏杆的边缘反复挤压腹部，也可将误入的食物挤出。

（二）如何做到"寝不语"

人的一生大约有三分之一的时间是在睡眠中度过的，如何保证良好的睡眠质量显然与身体健康直接相关。睡觉前最好营造一个安静的氛围，一张舒适温暖的床，松软的被子。睡前可以洗个热水澡或者泡澡，舒缓压力，全身放松。如果太兴奋睡不着，可以适当地看一些语言平和的书籍，或者听一些节奏舒缓的音乐来帮助睡眠。失眠者可以平躺在床上，做几次深呼吸，将平时的两次呼吸变为一次深长的呼吸，同时要专注。仍然睡不着，可以紧握双拳，双脚紧钩，然后再迅速放松，反复多次，使全身肌肉放松，大脑也会随之轻松。大脑轻松了，人就会很快进入梦乡了。

三

贪吃贪睡，添病减岁

谚语解读

常言道："吃饭有度，不胖不瘦""起早睡早，精神百倍""要想身体好，每天起个早"。这些谚语告诉我们生活的各个方面都要张弛有度，身体要按一定的规律工作，形成固定的生物钟，这样才能"生活有度，人生添寿"。

相反，如果我们总是按自己的不良意愿行事，不顾及后果地想吃就吃、想睡就睡，长久下去会让身体失去运行的规律性，造成身体功能的紊乱，如谚语"贪吃贪睡，添病减岁"所说，最终将导致疾病丛生，寿命减短。

医学引据

工作时我们讲究劳逸结合，就是要有张有弛，让人始终保持良好的状态，以创造更好的业绩。人体的工作运行，也是如此。白昼黑夜，四时更替，人体各个器官、脉络也随着自然的变化而形成一定的运行规律。

机体的正常运转要保证睡眠时间，但是过度睡眠，也就是"贪睡"，会对人体造成很大的伤害。当人体长期陷于睡眠中时，身体的很多组织都处于"罢工"阶段，这时呼吸摄入的氧气量就会减少。长期的氧摄入量减少不仅会使血液的正常传输成为问题，更会影响大脑的氧气供应。这就是为什么在睡眠时间过长后，人们总会感到头痛、头涨、身体酸痛等不适的原因。

食物的消化不仅仅指胃部的蠕动，还包括胆囊胆汁的浓缩、脾的帮助等。贪吃，一方面会使胃的承压不断加大，使胃变得更脆弱，患胃部疾病的几率增加；另一方面，也会使胆囊等辅助消化器官的功能不正常，时间久了，可能患上胆囊炎等疾病，严重时可能引发胆结石，不可不防。

养生实例

嗜睡没根，越睡越深

大家可能都有过这样的经历，睡得越多就越难醒来，这就是所谓的"嗜睡没根，越睡越深"。中医认为，人的体表有气运行，像人体外围的卫士，名为"卫气"。卫气是固摄阳气的，它在人体体表不断地运化行走。想象一下，本应是摄取阳气的卫气，因为人体仍旧处于睡眠时间而出现摄取阳气不足，自然在醒来之后就会出现四肢无力、头脑眩晕等不适症状。所以睡眠要有度，不要贪睡，不然只会使本应有好作用的睡眠发挥适得其反的效果。

养生启示

导致人类死亡的直接原因主要是疾病，中医认为疾病的发生是"正不胜邪"的结果。这里的"正"是泛指人体的自我抵抗力。

而人体的自我抵抗力有赖于规律的生活。贪吃贪睡是两种导致人体的自我抵抗能力下降的不良生活习惯，会危害人的身体健康，甚至生命。因此，要尽早杜绝这两种行为，培养规律良好的生活习惯。

（一）早睡早起身体好

小学的课本里就有"早睡早起身体好"这句话，浅显易懂，却包含着大道理。每天的23：00到凌晨的2：00是人们应该有的深度睡眠时间，为了在23：00进入熟睡阶段，至少22：30就应该有进入睡眠的意识，所以应该尽早上床休息，这样在23：00～2：00的时间段才能够进入深度睡眠。保证了早睡，就更应该早起了。按照人体所固有的生理规律来看，早晨7：00的时候是最好的早餐时间，因为这时的人体最需要营养，不仅要补充前一夜因睡眠流失的养分，还要维持这一天人体的正常运转，所以早餐不可不吃。

（二）宁可锅中存放，不可肚子饱胀

既然我们已经知道了贪食危害大，就应该自觉控制食量，养成良好的饮食习惯，保持内分泌和身体各器官的正常运作。无论是正餐还是茶点都要适可而止，按照老话来说，"七成饱"是最佳的状态，这时胃部有足够的能力消化摄取的食物，胆汁等分泌也会正常，从而保证身体的最佳工作状态。另外，还可以试试"少食多餐"的饮食安排，研究发现，"少食多餐"不仅可以降低血液中的胆固醇的含量，还可以降低脂肪类物质的储存，有减肥的效果。爱美想苗条的女性朋友们不妨一试。

四 吃饱就睡觉，犹如吃毒药

谚语解读

自古关于吃饭的谚语层出不穷，该吃什么？该如何吃饭？尤其是吃饱饭后不该做什么？老祖宗都自有一套体系。比如"要想身体好，吃饭别太饱""吃饭慢慢吞，赛过吃人参""吃饱就睡觉，犹如吃毒药"等，形象地概括了日常饮食应遵守的规则，如果肆意打破，必定后患无穷。

特别是"吃饱就睡觉"，这无异于"睡以等病"，是养生中之大忌。吃饭后如果不给胃肠道消化缓冲的时间，就立刻躺下大睡，容易导致胃部疾病，从而影响其他脏腑功能，无疑是慢性自杀。

医学引据

中医学认为，吃饱饭后立即倒下睡觉，对身体有百害而无一利。一般来讲，吃饭过饱，食物便在较短时间内到达肠胃，囤积在胃部，如果马上睡觉，机体大部分组织器官开始进入代谢缓慢的休整状态，而胃肠道却被迫处于紧张工作中，使机体状态不平衡，容易导致消化不良，而且睡眠质量也不高。"吃饱饭躺一躺，不长半斤长四两"，饭后就睡，脂肪蓄积，是极易长胖的。

西医学上也认为，吃饱了就睡，胃肠蠕动会变得缓慢，食物中钙质不易被身体吸收，会沉淀积蓄在肠道、尿道里，久之集结成块，变成不易自动排出的泌尿系结石，使患者疼痛难忍。此外，"吃饱了就睡"还会产生胺类、氨、吲哚等有毒物质，增加肝、肾的负担和对大脑的毒性刺激。还会诱发各种各样的噩梦，造成疲劳，久而久之，很可能引起神经衰弱等神经系统疾病。可见俗话所说"吃饱就睡觉，犹如吃毒药"大有道理。

养生实例

相扑运动员短寿之谜

日本有一种运动叫相扑，许多相扑选手从事专门的相扑运动。他们平时的生活习惯就是吃饱了就睡觉，以蓄积一身的肥肉，变得肥胖且魁梧，并以此为荣。但是就是因为这种不科学的生活方式，许多相扑选手的寿命都很低，平均寿命在57岁左右，可谓非常短寿的了。

"吃饱就睡觉，犹如吃毒药"告诉我们吃饭要有节制，以及吃饭与休息之间的关联，如果不遵循其中的规律和原理，睡眠反而对人体有害。

养生启示

在现代社会里，人们生活水平提高了，衣食无忧，对生活品质的要求也提升了，难免会出现一些生活习惯的转变，随性而为、无拘无束成为很多年轻人尽情享乐的理念。暴吃暴饮、吃饱就睡、睡觉没有节制、睡回笼觉等习惯长期发展下去，不仅会影响身体健康，还会促成许多疾病生成，可谓得不偿失。那么，该如何做到饮食和睡眠的协调呢？

（一）吃饭应适量，最好七分饱

吃饭虽然为生存之本，但不是越多越好，超出人体脏器所需就会堵塞肠胃，加重肠胃消化的负担。长期消化不了的食物还会蓄积在体内，形成毒素，引起便秘和结石，使人体不堪其扰。只有适量摄入，机体才会吸收良好，促进新陈代谢和能量转换。多少为恰到好处呢？医学家说，七分饱是人体胃肠最喜欢的状态。

（二）饭后百步走，活到九十九

吃饭后要适当运动，散散步，可以调整机体各系统的功能，从而有利于健康。但是饭后立即百步走并不科学。因为饭后食物进入胃里，胃消化食物需要大量血液。饭后立即运动容易使胃肠血液相对减少，影响胃的消化，造成胃肠功能损伤，长此下去，会引起慢性胃炎或营养不良。所以饭后百步走应改成饭后半小时百步走。饭后应先静坐半小时，然后再进行活动，这样才符合人体的生理活动规律，才能达到延年益寿。

（三）睡眠时间掌握好，不早也不晚

吃完饭到睡觉之间的时间长短必须掌握好，最好保证晚餐3～4个小时之后再睡觉，通过3～4个小时的充分分解消化，胃肠已经将食物吸收，没有残羹冷炙残留在腹部，也不会导致因食物蓄积形成结石或淤积，再加上全身机体到了休整的最佳时段，这时再躺下睡觉是最合适不过的了。

五、冬不蒙头，夏不露腹

谚语解读

养生谚语中有"夏不睡石，秋不睡板，春不露脐，冬不蒙头"。孙思邈在他写的《千金方》中也提到"冬夜勿覆其头，夏夜勿露其腹"，二者都认为在冬季天气较冷的时候和夏季天气较热的时候既不能蒙头也不能露腹。

古代医学认为，冬季温度再低，睡觉时也不能用被子把头部蒙住。因

> 为头乃"诸阳之首",全身的阳经主要是在头部,蒙头睡觉时会使身体内的热量都上升到头部,导致早上起床后出现意识不清醒的状况。
>
> 而肚脐是人体比较薄弱的部位,中医上也把它称为"神阙"或"脐中"穴,对人体内外起着重要的保健作用。如果夏季露腹睡觉,空气中的湿气就很容易由此侵入体内,使得身体的抵抗力下降,影响身体健康。

医学引据

之所以睡觉不能蒙头,是因为睡觉时被窝里的空气本来就不流通,再蒙上头,氧气含量势必会越来越少,而此时人体呼出的二氧化碳又不能及时地排出。如此一来不能吸入新鲜空气,就会觉得胸闷、气短。吸入大量的二氧化碳又使血液里的二氧化碳浓度逐渐增高,加大对大脑的危害,还可能造成窒息。

此外,蒙上被子睡觉会导致热量的聚集,使被子里的温度过高。人体一旦发热出汗,就可能蹬被子,容易造成感冒。所以不管室内温度多低,都不能蒙头睡觉。

冬天蒙头睡会引起感冒,夏季露脐而眠也同样如此。

《黄帝内经》说,肚脐为"诸脉之冲要,会阴的冲脉,脐之受寒,岂非大事?不能对之掉以轻心"。夏天人们为了防暑都喜欢赤着上身睡觉。经医学测定,裸体时的散热能力要比着衣时大10倍,夏天打赤膊自然会很凉快。但是不管天气如何炎热,也不应为了一时的凉爽而损害健康。人体脏腑十分娇嫩,喜暖不喜凉,需要特别地保护,一旦受到冷气直接侵袭,很容易生发疾病。如果腹部着凉受寒,就很容易引起胃肠不适,诱发胃肠痉挛、腹痛、腹泻等疾病。所以,即使是夏天也应该用毛巾被盖住腹部,保护肚脐不受寒。

养生实例

身体健康,突然胸闷腹泻原因何在

家住福建的柴先生是位生意人,身体一直都很健康,但是最近常常出现胸闷、腹泻、腹痛等症状,导致生意被迫搁置,可谓工作、健康两耽误。医生询问他的生活习惯才得知,福建的冬季比较冷,没有暖气,他常常习惯把头蒙在被子里睡觉,而夏天天气又很湿热,他却经常是赤膊睡觉。这

些不健康的睡眠习惯，日积月累，给他的肠胃带来了严重的影响。医生建议他改掉这两种坏习惯，同时夏天不要在空调房内久待，最好用扇子代替空调、风扇；睡觉盖好毯子。冬天睡觉前先通通风，睡眠时切忌蒙头。又给他开了一些调理肠胃的药方和食疗建议。柴先生遵从医嘱，实践了半年之后，身体大有好转。

养生启示

"冬不蒙头，夏不露腹"的谚语告诉我们良好的睡习惯，是拥有一个好身体的基本保障。在寒风刺骨的冬季和挥汗如雨的夏季这两个不同的季节中，需要注意的睡眠细节也是有所不同的。那么，应该怎样做才能"任晏眠"，赢得优质睡眠呢？

（一）勤开窗通风换气

在寒冷的冬季，人们都喜欢把门窗紧闭，以防外面的冷气进入房间。时间久了导致室内的二氧化碳含量升高，人脑所需的氧气含量减少。夜晚睡觉时，氧气供应不足，起床后出现头昏脑涨的情况。所以，即使是在冬季也要勤开窗通风换气，保持室内空气清新。

（二）选用棉质睡衣

冬季天气较冷，有些人喜欢穿较多的衣服入睡，其实这样并不会起到好的保暖效果。睡觉时不要选择化纤或尼龙质地的睡衣，它们会对皮肤造成刺激，使皮肤发痒，影响睡眠。最好穿棉质睡衣，有助于保存热量，还可帮助调节体温，让我们睡得既舒服又保暖。

（三）睡前摇扇消暑纳凉又健身养性

夏季睡前摇扇子既可以消暑又可以达到运动的效果。手臂、手腕的不断运动，可以促进血液循环，舒筋活络。尤其是檀香扇，檀香香味可以安神，对神经衰弱者可产生较强的良性刺激，起到镇静安神的作用。

（四）常晒凉席保健康

炎热的夏天，人们为了降温，夜晚入睡时习惯用凉水把凉席抹湿。殊不知，这样并不能起到降温的作用，反而容易使细菌在潮湿的环境下滋生，因此最好常晒凉席或把凉席放置通风处，让其自然风干，消灭汗渍、水渍滋生的细菌，让睡眠更健康。

六
一夜不睡，十日不安

谚语解读

民间有些关于睡眠的俗语，如"早睡早起，赛过人参补身体""吃洋参，不如睡五更""吃药十副，不如独宿一夜"，这些俗语浅显生动地向我们表达了睡眠对于我们健康的重要性。

可见，从古至今人们都把睡眠当做长寿健康的必修课之一。"养生三要事，睡眠便利饮食"，睡眠位于第一，可见其重要程度。古今长寿者的实践也都证明，只要我们遵守生物钟规律，养成良好的睡眠习惯，长寿就触手可及。

医学引据

对于睡眠，中医理论中最经典的解释就是："阳气尽，阴气盛，则目瞑；阴气尽，而阳气盛，则寤矣。"当阳气渐弱，阴气渐盛之时，我们便会进入睡眠状态；而阴气渐弱，阳气渐盛之时，我们就会醒来。

而《黄帝内经》将夜半子时（23时～次日1时）称为"合阴"之时，是一天之中阴气最重的一段时间，也是最适宜我们进入睡眠的一段时间。

中医还有"气至阳而起，至阴而止"一说，这里的气包括两个，分别是负责运输和提供营养的营气和负责保护人体免受侵犯的卫气。这两种气的正常运行和我们体内肝、心、脾、肺、肾的正常工作是紧密相连的，营气或卫气不足会造成人体的气血不调，心神失宁，睡眠则是保证营气和卫气充足的一个重要方法。

西方医学理论也与中医理论异曲同工，它指出良好的睡眠，可调节生理机能，维持神经系统的平衡。而睡眠不足不良则会造成思考能力下降、警觉力与判断力削弱、免疫功能失常、内分泌功能失调、神经衰弱等多重伤害。

由于社会压力，越来越多的人群出现睡眠不足的状况，现在睡眠不足这一医学问题已经上升为社会问题，给人们敲响了健康警钟，提醒我们要重视睡眠，合理安排睡眠时间，只有保证睡眠质量，才能长寿安康。

养生实例

长寿老人李时君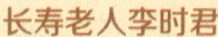

江西有位102岁的长寿老人名叫李时君,无病无痛的她最大的爱好就是睡觉,一天能睡十几个小时。老人在养老院五年多来,没生过什么大病,平时一些小毛病不吃药过两天就能恢复过来。在这五年之中,老人是养老院中公认的身体最好的一位。养老院的护工说老人一天的睡眠时间算下来将近有10个小时,而且睡眠质量很高,如果不小心把老人吵醒了,她还会像小孩子一样闹闹小脾气呢。经医学专家观察,这确实是李老精力旺盛、身体健康的重要原因。

养生启示

3月21日是世界睡眠日,这一全球性的活动就是国际精神卫生和神经科学基金会在认识到世界上越来越多的人缺乏睡眠,严重影响工作和健康后发起的,目的在于引起人们对于睡眠重要性和睡眠质量的关注。

在生活节奏越来越快的今天,我们应该怎样提高我们的睡眠质量呢?

(一)坚持规律的作息时间

坚持规律的作息时间,帮助自己建立起稳定的生物钟。生物钟就像我们身体的工作时间表,时间表不稳定,容易造成身体机能的紊乱。有了规律的作息时间,身体就会按部就班地工作,然后快速稳定地进入睡眠状态,为我们保证睡眠质量奠定良好的基础。

(二)养成良好睡眠习惯

俗话说"晚餐少喝水,睡前不饮茶",睡前不要喝会引起精神兴奋的浓茶、咖啡、酒等饮品,否则会影响正常睡眠。晚餐也不宜过饱,不然会加重胃部负担。

如果想要快速进入睡眠状态,可以尝试在睡前散步,就像《紫岩隐书·养书》中所说,"入睡时行,绕室千步,始就枕……盖则神劳,劳则思息,动极而求静"。另外,给自己营造一个良好的睡眠气氛也很重要,一方面如前文所说要注意安静;另一方面要注意通风,"晚上开窗,一夜都香"。

此外,睡前洗澡可以帮助我们放松肌肉,让我们睡得更香甜。如果不方便洗澡，那就换成睡前洗脚吧，常言道，"睡前洗脚，胜吃补药"。

如果失眠切不可依赖安眠药，是药三分毒，长期服用安眠药会影响我们的身体健康。

（三）保持正确睡眠姿势

一般来说，身体向右侧卧，双腿微曲是最科学的睡眠姿势，这样既不会对心脏造成压力，也能给身体各器官营造一个正常的工作环境，就像俗语所说，"坐有坐相，睡有睡相，睡觉要像弯月亮"。

"睡觉不蒙头，活到九十九"，不要因为怕冷就把整个身子藏在被子里，这些在前文中已有详细阐述，此处不再赘述。

七　若要脸清秀，莫挤青春痘

谚语解读

青春痘，顾名思义就是人在青春期阶段长的痘痘，俗称"粉刺"，医学名是痤疮。事实上青春痘并不影响身体健康，但是影响脸部美观。因为突兀的痘痘让漂亮的脸蛋美中不足，而且如果处理不当留下痘印或痘疤就会使面部呈现凹凸斑花，所以无数的青年男女都因青春痘而烦恼。

"若要脸清秀，莫挤青春痘"就是提醒我们千万不要挑破或是挤压青春痘，否则容易破坏皮肤组织，产生疤痕，若一不小心伤到真皮层，还会留下痘坑，甚至造成面部及大脑感染，后果不堪设想。

医学引据

中医把青春痘称为"肺风粉刺"，因为"肺主皮毛，与大肠相表里"，大部分的皮肤病都是肺与肠胃失调所致。其实青春痘形成的原因有很多，中医认为主要原因为内分泌失调、情绪紧张、月经失调、不良饮食习惯、睡眠不足等。

中医治疗青春痘都从病人体质入手做调理，若是火气大引起的痘痘，就会使用清热解毒的药物；如果是月经失调，则会凉血祛淤以促进血液循环；如果是不良饮食习惯的原因，就会给患者提供健康合理的食物或饮食方法。

西医认为长痘最直接的原因是体内雄性激素分泌过高，使皮脂腺分泌增多，导致皮肤毛囊堵塞，皮肤的呼吸和排泄都不通畅，从而引起炎症，形成了青春痘。

青春痘是可以治愈的，令青年男女郁闷的是，由于之前痘痘长得太厉害，或是因为采取了一些不正确的"战痘"措施，脸上原来长痘的地方留下了黑色或红色的痕迹，严重的甚至出现了坑坑洼洼的疤痕。有了这些疤痕，即使再美丽的脸蛋也大打折扣，所以痘印成为了许多青春痘患者心中永远的痛。

养生实例

要美丽莫挑"痘"

小崔是个18岁的大学生，她脸上的痘痘都是大颗大颗的，隔老远就能看出来，化妆品也遮不住。所以，她总是用手挤压痘痘，把里面的脓液挤出来，这样痘痘就可以迅速变小。但是总是刚挤完一个，没几天又长出一个，原来挤过的地方还留下了暗红色的痘痕。后来医生告诉她，人面部的静脉没有静脉瓣，用手挤压痘痘，会使病菌沿着静脉随血液逆流至大脑深部，造成脑部感染，甚至危及生命。所以，面部长痘千万不能用手挤。小崔听后再也不敢随便挤"痘"了。

养生启示

前面提到的很多长青春痘的原因，比如饮食习惯、情绪紧张、睡眠不足等，都是我们通过自我调节可以控制的。所以若要脸清秀，我们不仅要"莫挤青春痘"，还要预防与治疗相结合，使脸蛋更清秀，使肌肤更美丽。

（一）战"痘"从脸开始

洗脸次数以早晚各一次为宜，因为过度清洗会将皮肤上的保护油脂也洗掉，对皮肤的伤害很大。此外，还要使用适合自己肤质的洗面奶，从内到外彻底清除油质、化妆品，以减少毛囊阻塞和发炎的几率。平常要使用去角质产品，保持皮肤呼吸畅通，或者用一些补水美白面膜，预防色素沉淀。如果是在夏季，还要注意防晒，因为紫外线会加深痘印。

（二）从内到外，全面呵护

少吃甜食和高脂肪类食物，尤其是巧克力，它们会使皮肤状况变差。有青春痘的患者要少吃海鲜、快餐、辛辣等刺激性食物，要避免浓茶、浓酒、咖啡等刺激性饮料。要多吃水果、蔬菜，尤其是有利于减少皮脂分泌、促进痤疮愈合的水果和蔬菜，例如苹果、梨、西红柿、西瓜等。

（三）心情好，痘痘不来找

人难免会有烦恼，但精神上的压力会导致内分泌失调和皮脂分泌旺盛，也会加重痘情。所以我们应该多做一些让自己心情愉快的事情，缓解工作或学业上的压力。

（四）运动，美肤秘诀

一定要养成每天运动的习惯，因为适度运动可促进新陈代谢，加速血液循环，使脸部供养充足，面色红润。

（五）睡觉也可护肤

休息不好不但使人心情烦躁、皮肤粗糙，也会导致青春痘的增多和加重；而且如果经常熬夜，第二天起来就会产生黑眼圈，或者眼袋现象严重，相信女性对这个都深有体会。所以为了美丽肌肤应尽量在23时之前进入睡眠状态，保证足够的睡眠，让肌肤也有时间自我休整。

八　人可三日无餐，不可一日无水

谚语解读

"好雨知时节，当春乃发生。随风潜入夜，润物细无声"。水哺育了世间万物，一切生命运动的开始都源于水。在古代希腊就有"水是万物之始"的说法。

曹雪芹说"女人是水做的"。人体65%都是水分，而人体血液里的水含量又高达83%，可见水是人体结构中的主要成分，是人类赖以生存的、不可或缺的。

医学引据

中医学说认为，水能化生成津液。所谓津液是机体内一切正常水液的总称，故亦称为水液。津液在经脉内者，是组成血液的主要成分；在经脉外者，遍布于各组织器官之中。一旦体内津液不足，人体就会出现口鼻干燥、头发无光、皮肤松弛等症状。《尚书·洪范》中说"水曰润下"，是指水具有润泽和向下的特性，引申为凡具有滋润、下行、寒凉、闭藏等性质或作用的物质和现象，均归属于水。

现代医学也证明，水是维持细胞生长，调节血液循环，溶解营养素，增加新陈代谢功能，促进营养吸收和运输的重要物质。经临床实践证明多喝水有如下好处：①可以降低血液浓度，稀释血液，降低血黏度，使血液保持酸碱平衡、电解质平衡，对心脑血管疾病、脑卒中等疾病有防御作用。②可以降低尿液的浓度，溶解体内固体毒物，使其更顺利地从体内排除，能有效地降低尿毒症、肾结石、肾炎、尿道疾病的发病几率。③可以保持皮肤光泽，增加皮肤弹力，防止细纹产生，有效地起到美容作用。

可见，多喝水，让身体保持在水充足的状态是多么重要。

养生实例

巴马长寿河

盘阳河贯穿广西巴马县中部，它是巴马的母亲河，也是闻名世界的"长寿河"。

统计表明，巴马县有80～90岁的老人2800人，90～99岁老人395人，100岁以上老人74人。巴马寿乡的长寿现象源远流长，早在清朝嘉庆年间，嘉庆皇帝曾赋诗赠予当地一位142岁的老寿星："四朝雨露一身罩，烟霞养性同彭祖。道德传心向老聃，花甲再周衍无极。"诗词中反映了巴马的长寿天然奥秘就是"水"。经医学专家研究调查，当地的盘阳河河水清澈，富含各种矿物质，水质极佳，可谓是天然的纯净水，是巴马人长寿的重要原因。

养生启示

老子说:"上善若水,水善利万物而不争。"水是滋润万物的法宝,俗话说"人可三日无餐,不可一日无水",为了让身体内部各脏腑功能和外部肌肤得到足够的润泽滋养,每天补水必不可少。

(一)不要等口渴了才喝水

当人感到口渴的时候,说明身体已经处于十分缺水的状态了,部分细胞甚至已经脱水,所以人们应该在还不感到口渴的时候主动补充水分,这样才便于人体毒素的排泄,促进新陈代谢。

(二)白开水:最天然的护肤品

人体水分流失会造成皮肤冒油、蜡黄,这是人体水油平衡被打乱的征兆。适时补充水分,是美容的第一步,也是最关键的一步,女性朋友可用水对蜂蜜一起饮用,促进体内废物排泄并减缓疲劳,养颜美容。

(三)补水不可操之过急

水是好东西,但也不可过量过度,什么时候喝水也有讲究。每日清晨一杯温水是健康一天的开始。喝水的最好方式是,先小抿一口,滋润口腔,再小吞一口,滋润喉咙食道,然后再慢慢地将水喝完,千万不可以操之过急。

此外,饭后是不宜喝水的,因为此时喝水会造成腹胀感,不利消化,加重胃部负担。一天之中,晚上是该少喝水的时候,尤其是睡前1个小时喝水会导致第二天头晕,女性朋友还会出现肿眼泡,即眼袋变大的症状。

(四)婴孩饮水要适量

小孩子一天喝多少水才合适呢?

医学表明,应该按小孩子体重来确定饮水量。一般来说,1岁以内婴儿每日每千克体重应该补充120～160毫升的水分,而1～3岁的孩子每日每千克体重应该补充100～140毫升的水分。

(五)不可乱喝的水

人们在生活中的一些习以为常的生活方式可能会对身体造成伤害,下面有几种大家在生活中或多或少曾经用过或者还在使用的煮水方式是不科学的。

1. 长时间煮沸的水

这种水因加热过久,水中的不可分解物质太多,如镁、亚硝酸盐等。喝这样的水会造成胃病、体内器官结石,严重者有可能会危及生命。

2．不开的水

自来水里存在很多对人体有害的物质，专家指出经过100℃高温处理过的水，其中对人体有害的物质会大大减少。所以一定不要喝未烧开的水。

九 吃盐莫过咸，吃糖只求甜

谚语解读

《百喻经》里有个成语故事——"愚人食盐"，众所周知，盐可以调味，使菜肴美味，而"愚人"却大口大口地吃了太多盐，导致身体出现状况。我们肯定不会犯这样的错误，可是如果你每天摄入的盐过多，日积月累，对身体的危害同样非常大。

从中医的角度讲"嗜糖之害，甚于吸烟"，可见，不适量地吃糖要比吸烟的危害还要大！"吃盐莫过咸，吃糖只求甜"，这个谚语就形象地告诉我们盐和糖虽然都是我们生活必备的调味品，可是不宜过多摄入，否则对我们的身体健康会造成不小的威胁！

医学引据

"柴米油盐"是我们日常的必需品，"盐"名列其中，不可缺少，可是一旦身体摄入了过量的盐，就会面部黑黄，且易引发心脑血管疾病。据《朱家本草》记载："盐，乃调味佳品，宜食。食过量，则面黄心疾。"中医学里就很早提及了关于盐的食用量。英国有句谚语，"美女生在山上，不在海边"，因为海边女性食盐较多，皮肤易长皱纹，而山区的女性较少吃盐，皮肤细腻光滑。

糖在古时候又叫"饴"，张衡《七辩》中提到"砂糖与石蜜乃其类，贪食不宜"，糖的甜美，让人对之不能拒绝。可是过量地吃糖，对身体的危害非常大！

养生实例

山区长寿老人养生之谜

洪桂珍大娘是甘肃省山区的农民,今年97岁。虽然生活贫困,可是大娘却健健康康,甚至比很多生活富裕的人身体还好。高寿的她不仅神志清晰,而且没有患老年人多发的心脑血管疾病或高血压。大家都对这个山区的老人长寿的秘方好奇。原来,从前老人家里穷,生活特别节俭,平时做菜只放少许盐,更是很少吃糖。虽然现在生活有了改善,可是这么多年的习惯没有改变。正因为这样,如今很多人都摄入过多的盐和糖而引发了各种疾病时,洪大娘却"独树一帜",成为人人羡慕的健康老人。当大家都为洪大娘的长寿"秘方"感到惊讶时,大娘也恍然大悟地说:"原来是穷日子给了我长寿啊!"

养生启示

美味是谁都不想拒绝的,可如果它会给你带来意想不到的"麻烦"时,你还会一如既往地舍健康不顾,而取美食吗?

(一)高盐饮食,易发疾病

高血压、动脉硬化、胃癌等是让人听之畏惧的高发症却难治愈的顽疾,平时饮食中多盐是致病因素之一。许多研究已经证明,中老年人摄入过多的盐会导致血压升高,加速动脉硬化,甚至会损害胃黏膜,严重的还会导致胃癌。而儿童食盐过多则易引发呼吸道感染,免疫力下降。

肥胖者是最应该控制盐摄入量的人群,因为摄入盐分太多会加重体虚体弱,增加疾病发病率。日本营养学家研究发现,有60%的肥胖者,每日食盐摄入量在10～20克!而我们每日最宜摄入盐量为6克左右。

看到这么多的危害,你是否想对盐"敬而远之"了呢?那么从今天起,尝试每天都少放一些盐,改为放一些香料,如葱、姜、蒜等作料调味。

并且你应该放弃对腌制品和方便面的食用了。腌制品和方便面中含有大量的盐，虽然看不到，但是它却在侵蚀着你的健康，要知道每包方便面中含盐多在8克左右。

（二）嗜糖者的"糖衣炮弹"

糖的甜味回味无穷，可嗜糖者不知道的是，他在享受美味的同时还在承担着患心脑血管疾病、糖尿病、肥胖症、老年性白内障、佝偻病等各种疾病的风险。世界卫生组织调查发现，每天吃糖超过40克，疾病就已经开始在体内潜伏了。

糖作为一种调味剂，若被大量食用会阻碍身体所需的其他营养元素的正常吸收。小孩子有饱腹感，出现厌食现象，很可能是因为体内的糖摄入过多。所以父母平时要严格控制孩子吃糖数量，不要买太多的糖类食品。而酱油、番茄酱、甜汤、饮料等食品中都含有大量的糖，平时要注意对这些食物的合理食用。

血糖偏低的嗜糖者可以通过摄入葡萄糖来补充身体所需的糖分，减少对糖的依赖。如果真的特别想吃甜食，那就吃水果吧！既美味又有营养。为了你和你家人的健康，请尽快戒掉"糖瘾"，只摄入身体必需的糖量就好。

十 宁吃顿顿稀，不让一顿饥

谚语解读

中国宋代官修方书《太平圣惠方》有这样一句话："安人之本，必资于食。"本即根本；安人，即是人始终保持一个健康的状态，从中医的理论来讲，就是"元气"充足。这句话就是说：若想保持良好的生理状态，就一定要安排好饮食。

无独有偶，我国养生谚语中也有"宁吃顿顿稀，不让一顿饥"这样的话。说的就是一定要按时吃饭，不要饥一顿、饱一顿，使身体运行失衡，造成不良的后果。

医学引据

《黄帝内经》云:"引入于胃,游弋津气,上输于脾,脾气散津,上输于肺,通调水道,下输膀胱,水津四布,五经并行。"这段话说明了食物在人体中被消化、吸收的过程及维持其正常运行的作用。很明显,食物的主要功能在于给人体的各个部分提供其正常工作所需的营养和物质。人一旦进食无规律,饥饱不分,就会造成五脏六腑能量不足,无法正常运作,从而引发身体的各种不适现象。

而过度摄入食物也有很大的危害,人在吃饱后会产生一种会缩短人寿命的化学物质。吃得越饱这种物质产生得就越多,危害也就越大。日本东京大学的研究表明,长期饱食使人患癌症的几率加大。同时,人体因摄取过多的食物而无法消化、吸收,会使大量的物质转化为脂肪堆积在体内,使人发胖。而和肥胖伴的可能还有高血压、高血脂等病症,人体也就成了一个不定时炸弹,暗藏着不可预知的危险。

养生实例

饥一顿饱一顿易发胖

很多上班族都有这样的疑问:忙碌的工作,常使人不能按时吃饭,只能饥一顿、饱一顿,时间久了,为什么身体不但没有瘦,反而还胖了。

其实原因很简单,身体和大脑一样是有记忆的,经常挨饿,身体就会有一种不安全感。每次进食时,身体就会有意识地储存部分能量,进入节省能量的状态,这样的结果就是吃一点儿就会很容易合成脂肪。当食物被储存之后,人又会感觉到饥饿而进食,从而堆积更多的脂肪。时间久了,人们就会因为饮食不规律而发胖了。

养生启示

减肥是很多朋友日程表中永远的项目,有些人甚至采取节食减肥的方法,这是极其有害健康的。减肥一定要按照科学的方法,否则真的可能"减肥至死"了。关于饮食,这里给出一些关于减肥和保健以及三餐的建议。

（一）少食多餐，健康瘦身

据英国杂志报道，英国王子保持好身材的一个方法就是少食多餐，每天吃七顿饭，但是每次都摄入较少的食物。想要瘦身的朋友不妨试试，这样不会让自己饥肠辘辘，还能达到瘦身的效果，保持身体健康。

（二）一天三顿粥，郎中朝我哭

喝粥有助于滋润胃肠等身体器官。喝粥一方面可以起到补益肾精、益寿延年的效果；另一方面，还可以补益元气、增长体力，对经常感到元气不足的人来说粥可谓上佳补品。而且，粥是极易消化的食物，可以有效地防止便秘、预防感冒、防止喉咙干涩、调养肠胃等。

对于经常宅在家里的人来说，粥是最好的补充营养的食物。很多时候，宅男宅女们都忽略了时间，忘记了吃饭，或者为减肥刻意忽略吃饭。这时，喝点粥不仅可以慰劳你忍饥挨饿的胃部，还可以补充身体需要的能量和足够的营养。当然，还是需要适时地吃些蔬菜和鱼肉，补充身体需要的维生素和各种微量元素。

（三）早餐要吃好，午餐要吃饱，晚餐要吃少

一天三餐按时吃，但是这个"吃"可是大有学问，这在"早餐如皇帝，午餐如平民，晚餐如乞丐"篇中已有详细阐述，此处略作讲解。

早饭是一日三餐中最重要的。早饭吃得好才能给饥饿了一夜的身体及时补充能量，这样接下来的一天才有精力应付繁重的工作。

午饭要吃饱，一天的工作、生活在这时是分水岭。午饭时，不妨多吃些蔬菜，并和肉食类结合，充分摄取身体所需的各类营养物质，这样才能在快速的生活节奏下保持良好的状态。

俗语说"晚饭少吃口，活到九十九"。晚上身体的各部分器官都需要休息，晚饭如果吃得太多，胃就要被强制工作，这样会造成内分泌紊乱，身体机能异常。鉴于此，晚饭一定要少吃。

十一

吞云吐雾乐悠悠，病魔临头泪自流

谚语解读

常抽烟的人经常会说，"饭后一根烟，赛过活神仙"，饭后的一根烟确实会让人们飘飘欲仙，不能自拔。但是在民间其实还有另一种说法，"饭后一袋烟，中毒翻一番"，这说明抽烟者在享受的同时也在透支着自己蓬勃的生命力。

酒喝得适量有益于健康，但是吸烟不论多少却总是害人。全球的吸烟人口数以亿计，而被动吸烟者不计其数，这就使得地球人的平均身体素质下降了一个档次。

在这个庞大的人群中有很大一部分吸烟者都知道吸烟有害健康，但是又有多少人能深刻地认识并实践呢？

医学引据

《黄帝内经》中说"其大气抟而不行者，积于胸中，命曰气海，出于肺，循咽喉，故呼则出，吸则入""肺脆，则苦病消瘅易伤"。自然界的清气都通过肺来获取，而肺是很脆弱的，容易被污邪之质侵染，滋生疾病。由此可见，肺对于人们的身体有多么的重要。

吸烟最容易伤害到的就是肺，传统中医认为人体内的五脏代表五种情绪："心生喜，肝生怒，脾生忧，肺生悲，肾生恐。"肺生悲，可见经常吸烟者容易产生悲观情绪，而悲观情绪反过来又影响脏腑的健康，形成恶性循环。

西方医学体系虽然与中国的传统中医有不小的差别，但是在吸烟危害身体健康这一点上是一致的。

西医认为香烟的毒性巨大，一支烟中所含有的尼古丁，足以毒死一只小白鼠。而人类的最大承受极限是大约50毫克，20只烟的剂量。更需要关注的是那些被动吸烟者，他们受到香烟的危害并不弱于主动吸烟者。

香烟的污染对于脑、喉、肺、胃、骨骼、支气管、肝脏、肠、眼、心脏等器官的危害最为明显，更可怕的是吸烟可能诱发多达几十种的癌症以及重大疾病。而且吸烟对于生育也有着很大的影响，会使畸形儿童的出生率大幅度地提高，并且容易使吸烟的女性早产或是流产。

养生实例

触目惊心的吸烟死亡案例

早在我国明朝时期，就有因为过度吸烟引起急性中毒而口吐黄水死亡的例子，为此崇祯皇帝还曾下过禁烟令。

现代社会这样的案例更是数不胜数。英国一个长期吸烟的40岁的健康男子，因从事一项十分重要的工作，一夜吸了14支雪茄和40支香烟。第二天早晨感到十分难受，入院经医生抢救无效死去。法国一个俱乐部里曾举行一次吸烟比赛，优胜者在吸了60支纸烟后，还没有来得及领奖就去世了，其他参加比赛者有的生命垂危到医院抢救，有的因此患上重病。

养生启示

人的生命本来就不过短短数十年光阴，哪里经得起香烟的消耗和挥霍，告别烟草，就是告别疾病，告别异味和衰老，还环境一个清新自然。来吧，加入快乐戒烟的行列吧。

（一）持之以恒，坚定决心在自身

不论做什么都需要下定决心并且持之以恒，戒烟更应该如此。如果无法保证这一点，戒烟就会是不可逾越的大山。为了帮助确立戒烟的决心，请你把所有与烟有关的物品丢掉，如香烟、打火机、烟灰缸等物品。如果舍不得，那说明还没有彻底戒烟的觉悟，等到危及生命才醒悟，悔之晚矣。

（二）转移精力，巧妙借助外物

单单依靠自己的毅力戒烟太难了也不科学，巧妙地借用外力是不错的选择。除了使自己尽量不去可以吸烟的场所外，充足的睡眠和适量的运动也是戒烟期所不可或缺的，大量的清水与牛奶也会削弱你的烟瘾，使加速堆积的尼古

丁排出体外。

有些城市建有戒烟所，对于那些烟瘾较重希望戒烟却又无法自拔的人可以考虑前往治疗。

（三）远离香烟，坚定信念不复吸

坚决拒绝香烟的引诱，经常提醒自己，再吸一支烟足以令戒烟的计划前功尽弃，复吸对身体的危害更强过一直吸烟的人。

十一 饥梳头，饱洗澡

谚语解读

"饥梳头，饱洗澡"，这句话的意思是说梳头的最佳时间应该在饭前，洗澡的最佳时间应该在饭后。

宋代的文坛老寿星陆放翁曾写过"两眦神光穿夜户，一头胎发入晨梳"的诗句，他一生都很注重梳头，所以晚年依然精神矍铄。晋代诗人嵇康《养生论》中也说："春三月，每朝梳头一二百下，寿自高。"可见梳头对长寿有重大意义。

宋代陶谷所著《清异录》记载郭尚贤说过："梳头洗脚长生事，临卧之时小太平。"这些都是古人的养生经验之谈，一直流传至今。

医学引据

中医学认为人的经络遍布全身。人体脏腑器官互相联系，气血调和，都需要经络起传导作用。

头又被称为"诸阳之首""诸阳所会，百脉相通"。《黄帝内经·素问·气府论篇》中说："督脉气所发者，二十八穴，项中央二，发际后中八，面中三，大椎以下至尻尾及旁十五穴。"其中所提到的发际后中八是：神庭、上星、囟会、前顶、百会、后顶、强间、脑后这8个穴位。梳子反复按摩这些部位，能够调节头部的神经功能，缓解神经的紧张感，从而促进头部的血液循环，有益于大脑发育，并对全身健康起着积极作用。而且有助于头发生长，如《黄帝内经》说："一日三篦，发须稠密。"

梳头的最佳时机是在吃饭以前，因为饭前人的血液循环较慢，处于平稳状态，可以避免进食后血液循环加快，减少对头部血管和神经的过分刺激。

而关于洗澡的定义，古时已有记载。东汉许慎《说文解字》中说："沐，濯发也。""浴，洒身也。""洗，洒足也。""澡，洒手也。"

人的皮肤表面由汗腺和皮脂腺等组成，汗腺分泌的是人体新陈代谢后的废物，皮脂腺分泌的是保护皮肤的脂肪酸，脂肪酸对皮肤而言是一种营养品，洗澡可以洗去皮肤上的污垢，保持汗腺通畅。沐浴自古就是一门学问，它可以清洁皮肤、调节体温，经常洗澡还可以改善血液循环，提高机体免疫力，防止皮肤病的发生。

养生实例

晕澡究竟是何因

家住立山的张先生一直有个困扰，就是总是会晕澡，平时洗澡也明显感觉胸闷气短，头晕目眩。曾经有一次他和朋友一起去泡澡，由于是空腹泡澡，竟当众晕了过去。随行友人喂他喝了些饮料，才慢慢好起来。

其实晕澡是因为空腹洗澡造成了低血糖。没有进食，人会觉得四肢无力，在温度较高的水不断冲洗之下，出现心脏缺血、大脑缺氧、呼吸紧迫、心率加快、血压升高等症状，因而出现头晕目眩的反应。

养生启示

常梳头勤洗澡，无疑是对人体有好处的，可是如何更好地利用这两项养生方法保障健康呢？

（一）洗澡要讲究时间

人在饥饿的时候会觉得手脚无力，这是因为人体内没有足够的能量供给，而在温水的冲洗下，人体血液循环变快，加快了人体对能量的需求量，所以空腹洗澡会引起低血糖、眩晕等现象。但是吃得太饱的时候也不适合洗澡，最好的洗澡时间是不饿也不饱的时候，所以大家应该在饭后半小时洗澡最佳。

（二）水温不宜过高

洗澡水如果温度过高，会导致血管过分扩张，造成心脏缺血、大脑缺氧等问题，并且温度过高的洗澡水反而会带走皮肤里的水分，非但不能湿润皮肤，反而可能导致肌肤干燥粗糙。所以，洗澡时注意将水温调节到合适的温度，洗澡时间不宜超过1小时，以免造成供氧不足，引起心脏病的发作。

（三）梳头有妙招

梳头最佳时间在早上起床后和晚上临睡前。一些人梳头匆匆忙忙，敷衍了事，这是无益的。梳头时间最好持续在10分钟以上，梳头时可以在梳子上洒点水或者橄榄油之类的物质，有助于防脱发。

梳头的正确方法是：从头皮处向头发的发梢慢慢移动，不要过于用力或过快，否则会产生静电损伤头发，还会拉扯到头皮，伤害头皮中的神经。

此外，梳头其实是在给头皮做按摩，不要经常更换梳子，因为新的梳子末端要比使用过一段时间的粗糙，经常更换对头发的生长没有好处，最好使用牛骨和木质梳子，有助于头皮保健。

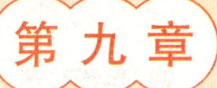

第九章

妙联趣对，
巧解长寿其中味

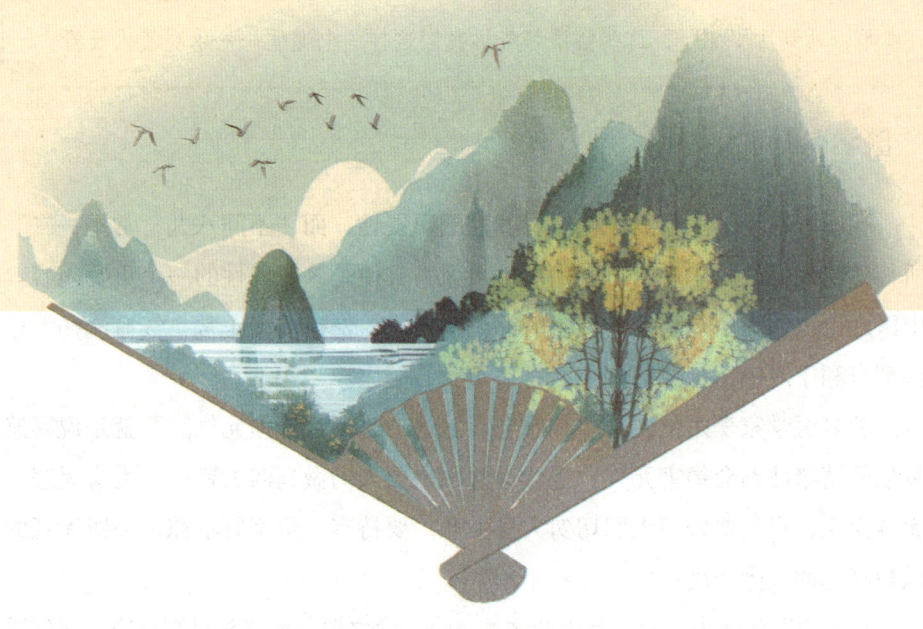

　　养生是一门艺术，它深奥、神奇、丰富多彩，古人将自己的见解巧妙融合于对联"得书长悦其人多寿；拥笔善娱此士延年"。简短十六个字将艺术与养生的关系言尽道明；"七分饱，三分寒，保健养生是关键；食太饱，衣太暖，不生疾病命也短"将养生之道以工整有趣的表现形式流传，言简意赅，富有哲理。下面就让我们来欣赏这些妙趣横生的对联，同时体悟其中的养生道理。

一

不问八九，常想一二

谚语解读

中国有句古话"人生不如意事十有八九"，而近代著名书法艺术家于右任却反观其意，在自己客厅的高墙上悬挂着一幅题有"不问八九，常想一二"的字画，以此来勉励自己：虽事有八九不如意，但如果多去想想那顺心的一二件事，岂不也是笑傲尘世的良道。

俗语说得好，"心宽体胖，勤劳体壮""心平气和，五体安康""天天不发愁，活到百岁头"，这些俗语都告诉我们这样一个道理——乐观使人长寿。

医学引据

孔子曾在论语中反复强调修身养性的重要性，而"不问八九，常想一二"所传达给我们的以乐观的态度面对世事无常，便是修身养性的一个重要内容。中医理论也认为乐观豁达的性格能够调畅情志，保持情绪正常，气血流畅，这些都有利于对中枢神经的调节，有益于身心健康。

著名医学家李东恒说："凡怒念、悲思、恐惧，皆损元气。"就是说喜怒哀乐等情绪波动会损害元气。当然这并不是要人们做到四大皆空、无喜无悲、无欲无念，只是要告诫人们切勿大喜大悲，要持有一份宠辱不惊，去留无意的乐观豁达的人生态度。

自古中医就认为，元气是生命之本，是生命之源，元气充足则健康，元气受损则生病，元气耗尽则死亡。因此，保持元气是保证生命力旺盛强劲的根本，也是人获得长寿的基础。所以我们平时生活中一定要注重保持心态的从容与淡定。

养生实例

不"红脸"的新疆人

新疆是国际自然医学会认定的世界五大长寿区之一，1987年，当地就拥有了 865 名长寿老人，到 2007 年年底，新疆的百岁老人就达 1413 人，居全国长寿区榜首。据说，那里的老人都非常乐观，而且是普遍的性格温和，待人宽厚，更让人惊奇的是，那里甚至有的人一辈子都没和别人红过脸。不仅如此，遇到再烦心的事情，他们总有办法调节情绪，整天乐呵呵的，问其原因，都说："烦心事想也不能戒绝，不如不想，开开心心，烦心事也不烦了。"可见乐观豁达便是最简单的长寿之道。

养生启示

随着社会的高速运转，生存压力也与日俱增，尤其是居住在城市水泥森林里的人们。面对商场的尔虞我诈、社交的虚与委蛇、家庭的繁琐争吵，多少人几近精神崩溃的边缘。于是脾气开始变得暴躁，喜怒无常，情绪失控，甚至引发抑郁症等各种疾病，更有甚者走上了绝路。生命没有彩排，更不可能重来。人生在世本就短短几十年，再以如此悲剧收场，长寿又从何谈起呢。

因此遇事常想一二好，乐观长寿不愁老！但究竟怎样才能成为一个乐观的人呢？下面的两点，希望能给大家一点启发。

（一）杜绝贪欲，知足常乐

欲望乃人之常性，可有人懂得适可而止，有人却贪得无厌。有这样一种人，当他贫穷时，吃饱饭是他每天的念头，当他解决温饱时，又希望自己变成富翁，当变成富翁时，又想我要是能当上官该多好，可最后他的结局是什么呢，无外乎一口棺木，两把黄土。因为贪婪，这种人从未真正开心生活过，一直过着欲求不满的日子，整日忧愁满面，谈何长寿？只有知足者，才能常乐，要懂得知足、快乐地去生活。

（二）心怀慈悲，感恩世人

人是群居动物，快乐往往产生于人与人之间的交往之中，而人类的苦也大多来源于此。人际关系中所面临的矛盾、争端、不理解等都让我们烦躁、苦恼、情绪起伏不定，甚至可能因此而恶语相向，拳脚相加。其实，这都是因为我们过于宽容自己，而过于苛求他人所致，如果能心怀慈悲地多爱别人，包容别人，常想着别人的好处，矛盾与争吵自然就被轻易化解了。感恩世人与我们为伴，让我们在这个世上不再孤单；尊重别人，从而也获得别人的尊重，未尝不是生命欢喜的理由。心中有爱，心生喜悦，自然笑容常在，如此又何愁不能长寿，何惧青春不能常驻。

知足者常乐，能忍者自安，遇事只想一二好，一笑而过八九忧，不求命长百岁老不死，只求逍遥在世欢乐几十年。

二
养生三三，高寿九九

谚语解读

古往今来，有不少精通养生之道的作者吟咏和撰写了许多养生对联，融知识性、医学性、趣味性于一体，是养生益寿的良方。"养生三三，高寿九九"便是其一。

所谓三三，即"三戒""三有""三去"。"三戒"是指"少年戒色，壮年戒斗，老年戒得"；"三有"指"饮食有节，起居有常，劳逸有度"；"三去"指"去暴喜暴怒，去奢望贪求，去养尊处优"。以"三三"为戒，去除杂念，无欲无求，饮食合理，安排有度，是古代养生的至高准则，也是当下重要的养生典范之一。

医学引据

"养生三戒"：我国古代最著名的思想家、教育家孔子，在养生上主张"养生三戒"："少之时，血气未足，戒之在色；及其壮也，血气方刚，戒之在斗；及其老也，血气既衰，戒之在得。"告诫人们应按照不同时期的体质，如年龄、生理、心理的不同，来选取恰当的养生之道。

"养生三去"：春秋战国时代的思想家、道家学派黄老之术的创始人老子著有《道德经》，在书中提出"去甚、去奢、去泰"，意思是指要去掉"极端的、奢侈的、生活优越无所事事的"懒散状态和不必要的欲望。要保持思想纯洁，无不良欲望杂念，还有要在正确的道路上积极地有所进步。有着如此思想，形体就不易衰惫，精神饱满，安享晚年。

"养生三有"：古代医学经典著作《黄帝内经》中提出"饮食有节、起居有常、劳作有序"，节饮食，慎起居，不妄劳作，则可强身延寿，安享天年。反之，则会加速身体衰老，生病损寿。

古人"三三"养生法，值得借鉴学习，是今人养生的"良方"。

养生实例

郑板桥"三绝"养生法

"扬州八怪"之一的郑板桥，享年72岁，这在古时候已是高寿。郑板桥有诗书画"三绝"，"三绝"中有"三真"：即真气、真意、真趣。他在嬉笑怒骂之中显其风流本色意气风发，有时简淡清和，不与人争。他自创的"六分半书"，更体现了其率真坦白的个性和无欲无求的高尚节操。他的画以象征品德高尚的兰竹石为主，"四时不谢之兰，百节长青之竹，万古不移之石，千秋不变之人"，由于笔墨丹青的滋养，郑板桥心境淡然豁达，历尽一生坎坷，却安然处之，颐养天年。

养生启示

养生，古时称摄生、道生。养生一词最早出自《庄子·内篇·养生主》。养生之生，是指生命，简言之，养生就是保养生命。以下介绍一种"三三"养生法。

（一）会把握、会加减、会舍弃

"会把握"，不为昨天的事情烦恼，也不为明天的事情忧愁，最重要的是把握每一个今天。"会加减"，要学会计算幸福，学会计算自己做对的事情，不要斤斤计较做错的事情。"会放弃"，汉语里"舍得"这两字，是汉语中最好的词语之一，牢记："先舍后得，舍了才会得。"

（二）算了、不要紧、会过去的

"算了"：钱包被偷了，算了；手机摔坏了，算了……对于既成事实，最好的办法就是接受这个事实。自然界有一种现象——"天不会总是阴的"，所以请放心，一切事情都"会过去的"。不管发生什么问题，一定要学会说"不要紧"。20世纪70年代德国的总理访问中国时问邓小平："你在'文革'时期受了那么多磨难，为什么今天你依然神采奕奕，精力旺盛地为中国的革命事业操劳，你有什么养生之道？"小平回答："我一生乐观，即使天塌下来我也不怕，因为首先有高个子顶着。"

（三）三乐法、三不要法、年龄减十法

"三乐法"，即"助人为乐，知足常乐，自得其乐"。自己过得好的时候要助人为乐，自己过得一般的时候要知足常乐，自己过得不好的时候要学会自得其乐。

"三不要法"：一不要拿自己的错误来惩罚自己，二不要拿别人的错误来惩罚自己，三不要拿自己的错误去惩罚别人。

"年龄减十法"：这种方法当下十分流行。当别人问您多大年纪时，用减去10岁的方法来回答这个问题。它有心理暗示的作用，使自己心态变得年轻并焕发青春活力。人老心不老，一切取决于心态。心态年轻，人也会活得有活力。

三

常吃红黄绿白黑，记住一二三四五

谚语解读

著名健康教育专家洪昭光教授将合理膳食归纳为了十个字：一二三四五，红黄绿白黑。

这十个字具体的意思是这样的："一"，就是每天一袋牛奶；"二"，是指每天250～350克碳水化合物，当然这个量可以根据每天的消耗情况有所浮动；"三"指三份高蛋白食品；"四"即四句话"有粗有细，不咸不甜，三四五顿，七八分饱"；"五"指500克蔬菜和水果；"红"就是一天一个西红柿；"黄"指红黄色的蔬菜，例如胡萝卜、南瓜等；"绿"就是绿茶和绿色的蔬菜；"白"是指燕麦粉、燕麦片；"黑"即黑木耳。

古语说"民以食为天"，即强调我们要注重饮食。"常吃红黄绿白黑，记住一二三四五"，每天按照两句话合理膳食，能提高我们的健康水平，预防多种疾病的发生发展，延长寿命。

医学引据

我国唐代著名医学家孙思邈曾说过"安身之本,必资于食""不知食宜者,不足以存生也""是故食能排邪而安脏腑,悦神爽志,以资血气"。

那么,如何合理膳食才能够起到有效的作用,保证人体正常生命活动所需要的各种营养呢?

五色入五脏,红黄绿白黑可滋补心脾肝肺肾,所以说我们吃不同颜色的食物可以起到不同的养生效果。

而《素问·脏气法时论》中提到:"五谷为养,五果为助,五畜为益,五菜为充,气味合而服之,以补精益气。"实际上就是从另一个侧面提醒我们要注意食物的多样性,合理饮食;"谨察阴阳之所在而调之,以平为期",做到"法于阴阳,合于术数,饮食有节,起居有常,不妄作劳"。我们如果想活得健康愉快、充满活力和智慧,就不能仅仅满足于吃饱肚子,要始终注意身体平衡的调节,注重饮食的合理调配,补充营养,祛病延年。

养生实例

冲绳人长寿秘诀

日本冲绳人的饮食安排非常健康,有益长寿。他们每顿菜肴品种多、数量少。鱼、肉、水果、豆类、蔬菜、五谷杂粮等每餐必备,动植物食品各占一半,饮食中富含营养物质和粗纤维。每天还会喝牛奶、吃鸡蛋,且饮食有节,食有定量,细嚼慢咽。而且冲绳人对于脂肪、糖等加工过的碳水化合物等摄取量极少,而这些恰恰都是加速老化的食品。总结来说,有粗有细、荤素搭配、七八分饱、恰到好处、合理膳食是冲绳人长寿的秘诀。

养生启示

合理的膳食和规律的锻炼是成本最低、最为有效的养生方法。调查显示,体力活动不足、不吃早餐、在外就餐、饮酒、吸烟等危害健康的行为和生活方式对人体的影响日益突出。因此,做到科学合理的膳食就显得尤为重要。

（一）四季五色调养应有侧重

春补肝，夏补心，秋补肺，冬补肾。春季为肝旺之时，肝气旺就会影响到脾，所以春季容易出现胃虚等病症。春季饮食调养，宜选辛、甘温之品，少吃酸的食物，多吃绿色食品；夏季要重视心神的调养，饮食应清淡，且多食红色食物，如苹果、山楂等；秋季饮食应以润燥益气为主，应多吃豆类、萝卜、梨子、芹菜和银耳等食物；冬天则应该多食黑，如芝麻、核桃、栗子、狗肉等。只要掌握了四季养生的规律，就能走好自己的健康之路。

（二）应掌握正确的饮食方法

中医有"七食利身心"，告诉我们七种饮食养生的方法，即博食，要求人们对一切食物都有所品尝，混合饮食，达到营养互补；配食，对饮食进行合理调配，粗细、荤素、寒热、酸碱等合理搭配；熟食，高温杀菌且利于吸收；节食，控制饮食数量，适量为宜；时食，不要等到十分饥饿时才饮食，要定时、定量；医食，即通过食物来预防和治疗疾病；热食，中医认为人之热腹不宜承受过多的冷食，应注重热食。

四
天有三宝日月星，人有三宝精气神

谚语解读

对联"天有三宝日月星，人有三宝精气神"，可谓是对天地精华的一种概括。天空中有日月星辰故能谓之天，而人是大地上一种特殊的生物，神智、精气又正是人之所以特别的因素。

古人认为天地万物，皆由气所生。我国自古就有"气聚则形存，气散则形亡"的说法。人们呼吸吐纳的皆是世间之精气，精气在人的体内升浮沉降，就可以调理身心健康，因此通过调节体内的精气可以达到增强神智、平和心境、强身健体的养生功效，使人得以益寿延年。

医学引据

精：中医理论认为，"人始生，先成精，精成而脑髓生，骨为干，脉为营，筋为刚，肉为墙，皮肤坚而毛发长，谷入于胃，脉道以通，血气乃行"。精的定义是世间的精华，古人认为水就是世间精华，并逐渐将其转化为人体内的精华，化生脑髓、经脉和血肉。

气：《黄帝内经·素问》第三篇《生气通天论》中说："天地之间，六合之内，其气九州、九窍、五脏十二节，皆通乎天气。"即人从表面到内里，从九窍到五脏六腑再到十二经脉皆与天气相通。其实这正是中医经络学说的精髓，强调气对人体的影响。

神：在中医中，神指的是人的精神状态，与西医中所说神经系统相关联。神经系统是人整个机体的主导，统领其他各器官系统。神经系统可以维持和调整人体内部各机体，使各大功能器官协调运作，并随着外界环境改变而变化。

这些都是所谓精气神的本意，而事实上，精气神也指一种人生活的精神状态。如《上古天真论》所说古有真人者能"把握阴阳，呼吸精气，独立守神，肌肉若一，故能寿敝天地"，所以将天地之精华所在内含于胸中，强调思虑专一空明，不动妄念，正是人们所应推崇的养生之道。

养生实例

精神抑郁易引起癌变

现代医学发现，易紧张，常有苦闷、悲伤的人易患癌症。精神心理因素其实是一种人体内的化学反应，它起着持续刺激作用。这些刺激主要是通过神经生理、神经内分泌和免疫三个系统的相互联系起作用的，最终引起癌变。医学家在一项调查中发现，81.2%的癌症病人在患病前曾遭受过重大打击，而性格开朗、精神健康者患胃癌的几率较小。京、沪等大城市多例胃癌调查发现，胃癌患者都常因郁闷而生气。这说明负面情绪是导致胃癌的重大原因之一，正所谓"百病皆生于气，万病皆源于心"，善于调养精气神，是祛除百病的基础。

养生启示

调整心神，调养体内精气对于养生来说极为重要，在平和、积极的心态中进行锻炼，合理膳食才能保证身心放松，精气神皆充足，从而达到身心平衡的状态。

（一）养神心态要放松

养神的说法起源于道家，讲求"内观、守静、存思、守一"，也就是养神要做到心中无为心怀坦荡，不可多忧虑，经常审视自己的心境，保持心境的平和自然。

要学会知足常乐，并积极与他人交往，不可以因烦闷郁结使邪气居于体内，消耗正气。学会放松自己，每日大笑几次。常常自娱自乐，唱唱歌听听音乐。

闭目养神是一种很好的养生方法，疲劳的时候小憩一会儿，有助于凝神聚气提高工作效率。

（二）蓄精起居要留心

《内经上古天真论》说："上古之人，其知道者，法于阴阳，和于术数，食饮有节，起居有常，不妄作劳，故能形与神俱，而尽终其天年，度百岁乃去。"蓄精关键在于平衡膳食，不过度饮酒，节欲存精，不过度辛劳熬夜耗散真气。

（三）调气健身同步行

调养精气可使身体健壮心肺功能强大，锻炼就是很好的调气方法，其中太极拳的效果尤为典型。它结合了道家的导引吐纳之术，认为心静体松关键在于内壮，讲究用人的意志引导体内之气沉于丹田。当然，太极拳比较适合中老年人强身健体。年轻人可以选择瑜伽或舞蹈，同样也能起到调整气息充实精神、强身健体的作用。

五

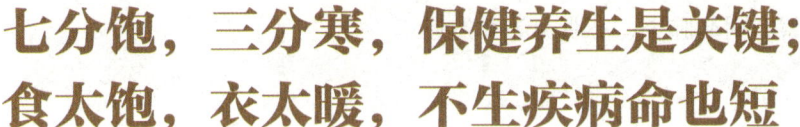
七分饱，三分寒，保健养生是关键；
食太饱，衣太暖，不生疾病命也短

谚语解读

我国有句古话说得好"静以修身，俭以养德"，生活简朴，思绪平静是修身养德的好方法；俗话说"生于忧患，死于安乐"，过于温饱安逸不利于长寿，适当地吃苦能锻炼人的身心，有益于健康。

在养生方面，老祖宗们也认为"七分饱，三分寒"是最养生的饮食穿衣方法，而"食太饱，衣太暖"看似健康，实则会导致身体的抵抗力下降，给疾病入侵提供机会。人"身栖不过八尺之床，果腹无须三斤之食"，凡事应适可而止，拿捏适度，不应追求过度的享受。

而实际上"七分饱，三分寒，保健养生是关键；食太饱，衣太暖，不生疾病命也短"这句对联最初是源于育儿宝典，它告诫我们，若想为小孩一生的体质打下坚实基础，就应"穷养"，不可过于"娇贵"。

医学引据

明代医书《万密斋》上说："要得小儿安，需得三分饥和寒。"

中医上说，人体五脏中，婴儿天生三脏不足、两脏有余。就是指脾常不足、肾常虚、肺常不足、心、肝两脏有余。婴儿脾胃运化功能不好，虽然需要水谷营养，却不能多吃，吃多了后容易出现消化不良。婴儿肺也较为娇气，容易感冒、咳嗽、发烧，因此婴儿要防止受凉。但是穿得过暖，孩子易出汗，出汗后就会受凉。婴儿生病大体有两种情况：一是呼吸道疾病，二是消化道疾病。吃得过饱、穿得太暖就会加重婴儿的这两种病的产生，还会使孩子身体发育受到影响，个子长不高，身体瘦弱。

西医上也谈到吃得过饱容易使小儿胃肠道负荷加重，胃肠道蠕动和分泌频繁，容易导致小儿肚子胀痛、腹泻等病症。此外还会刺激血液运动，增加心脏的负担，导致心跳加速，呼吸急促等症状的出现。而穿得过暖，出汗后容易受凉感冒，引起肺炎、心肌炎等并发症。

养生实例

节制饮食的长寿猴子

美国南佛罗里达大学的专家做过一些研究发现，猴子的平均寿命为23岁，如果每日喂食量减少30%，猴子的寿命能被延长到30岁，而且更具活力，患病机会也少很多。这项在猴子身上进行的研究，再次验证了限制热量摄入可以延长寿命这个命题。事实上，猴子与人的结构最相似，同样的命题很可能在人类身上同样有作用。所以节制食量，每天每顿饭只吃七分饱，就能更加长寿。

养生启示

随着社会物质生活的提高和发展，人们的吃穿住行程度已达到了很高的水平，可谓衣食无忧，许多家长对待孩子也极尽奢侈娇惯，不仅给予最好的食物和衣物，还想尽办法满足他们的种种欲望，这种做法其实对孩子的身体健康非常不利，而且还会从心灵上放纵他们，难以养成坚韧不拔的品质。所以，对孩子抱以期望的父母们，一定不能过分溺爱他们，凡事都要讲究度和方法。关于饮食七分饱，穿衣要穿少前文已有详细阐述，此处将给父母们一些建议，讲一讲如何从心灵上教育孩子勤俭克制。

（一）节制贪欲，从小节俭

对物质的欲望无可厚非，但是如果毫无节制，贪念就会如滔滔的洪峰淹没理智的闸门。

教育孩子，就要使他们懂得物质并非从天而降，而是要靠非凡的意志力和勤劳勇敢来换取的，要靠坚韧的品质和杰出的智慧创造的，衣来伸手、饭来张口，只会让孩子变成一无所知的败家子，侵蚀父母血汗，一无所成。要教育孩子通过努力奋斗摘取胜利的果实，训练孩子不浪费不奢侈，凡事有节度，做到物尽其用。

（二）克制享乐，懂得吃苦

世界上的苦与甜、悲与乐都是相伴而生，不是谁生来就是来享乐，要想幸福如意，必将尝尽疾苦。要教育孩子，在年少时就树立"一分耕耘一分收获"的信念，不要妄想"不劳而获"，只有踏踏实实地拼搏才能实现自我价值和理想。只有舍得付出才会得到回报，在前进的道路上，总会遇到一个接着一个的磨难，咬紧牙关，奋勇前行，才能拨开乌云见得明月。只有懂得了这些道理，孩子才会尝七分饱而下十分力、耐三分寒做百分事，真正做到既养生又修心。

六 得书长悦其人多寿，拥笔善娱此士延年

谚语解读

何乔璠《心术篇》云："书者，抒也，散也。抒胸中气，散心中郁也。故书每得以无疾而寿。"书给我们的不止是知识，还有"革命的本钱"——健康的身体。有副对联说得好，"得书长悦其人多寿，拥笔善娱此士延年"，横批"延年益寿"。仔细品味，书画言辞确实可以让人精神愉悦，无愁忘忧，从而益寿延年，如《古画论》中说："黄大痴九十貌如童颜，朱友仁八十余神明不衰，无疾而游，盖画中云烟供养也。"

瞻古仰今，乐读书好文笔者，多是精神饱满，身体强健者，从中我们能得出什么养生之道呢！

医学引据

古代医学家黄匡所著《瓯北医话》里认为"学书用以养心愈疾，君子乐也"。读书可以养心静心，甚至治愈疾病。

清代何乔璠《心术篇》中也说过"书者，抒也，散也。抒胸中气，散心中郁也。故书每得以无疾而寿"。有良好的读书写作爱好的人不易患病，因为每天欣赏佳作，创作阅读，抒写心情，能够很好地释放心中压力，一旦压力和愁

绪得到舒解，人的情绪就会高昂，身体免疫力便会随之增强，百病难侵。

此外，清代著名书法家周星莲在其著作《临池管见》中描写了他练字时所经历的心灵感悟："作书能养气，亦能助气。静坐作楷书数十字或数百字，便觉矜躁俱平；若行草任意挥洒，至痛快淋漓之时，又觉灵心焕发。"可见读书可以蓄精养神，有助于提升体内的精气神三宝，从而达到延年益寿的效果。

养生实例

几十年运笔如一日，数十载健康无病疾

家住山东省济南市的马清远大爷曾是公务员，今年75岁的他体格健朗，书法强劲有力，文笔幽默正直。马大爷退休后一直在社区里担任写文撰稿的工作，在当地报纸上发表了许多深受好评的通讯和评论。记者采访马大爷时，他正在花园里散步。

"工作退休了，可是我的读书写字却从未退休。"大爷一脸笑意地说："年轻时从事文字工作，读书写字是我的职责更是我的爱好。后来我的一位朋友告诉我，经常看书作画的人大多长寿。我坚持了这些爱好四十多年，到老了才知道这些兴趣除了满足了我的精神需要，还照顾了我的身体！"说着，大爷打了一套格斗拳，姿势完整且没有气喘吁吁。

养生启示

随着社会的发展，人们的生活节奏逐渐变得快速并且紧张，不少人过分关注物质需求而忽略了对精神文化的追求。写作撰文在网上也成了赚取眼球和金钱利益的手段，人们忘记了"得书长悦其人多寿，拥笔善娱此士延年"的古训。

（一）书铸长寿之路

培养对书的渴望和兴趣，常读书，悦读书，不论生活多累多忙，都要抽出一定的时间来欣赏文学作品，读自己喜爱的书。常读书可以丰富知识，使你心情愉悦，消除烦恼，给你的身体健康加一个有利的砝码。在文字的海洋里遨游，既享受了文化的熏陶，也接受了健康的洗礼，一举两得，何乐而不为。

（二）寿从笔端起

著名作家余秋雨曾说过："写作连着健康的生命。"这就是对古语"寿从笔端起"的全面概括！

经常动动手，写些东西，最好养成写周记的习惯，内容可以是文章或日记或是小诗，无论是什么文体，只要记录的是真情实感，都可以达到锻炼文笔、释放心情的效果。有时候情绪不佳又找不到人倾诉，不妨请出最心爱的笔记本，把你的不快向它尽情宣泄一番，既可以免得迁怒于人，又能尽快恢复情绪，长期坚持必能对身心产生潜移默化的影响。而且经常动脑构思，还有助于预防老年痴呆症。除了写作之外，也可以练习书法或作画。古语有"看画治病"的说法，美的艺术能熏陶人的情感，提升人的品位，使人心境豁达。而且攥笔写文或作画的同时，可以使内脏器官得到按摩，促进血液循环，加快新陈代谢，这其实也是对身体的一种直接的锻炼。

七
夜饱损一日之寿，夜醉损一月之寿

谚语解读

相比古人，我们的夜间生活更加丰富多彩。现代社会的先进科技也给人们提供了一个彻夜欢腾的条件，不少人流连于光怪陆离的夜间生活，身体也在肆意狂欢中日渐分崩离析。

我们在狂欢的时候，也要多注意一下身体。古人云："入夜则寐，入昼则寤。"要养生就一定要遵循正确的生活作息规律，一面放纵，一面又追求长寿养生，无异于缘木求鱼。夜间的生活中有许多禁忌，如"夜饱损一日之寿，夜醉损一月之寿"，我们应严格遵守，切勿到了生命发出危险信号才思养生。

医学引据

夜饱伤胃

《黄帝内经》之中有言:"所食愈少,心愈开,年愈寿;所食愈多,心愈塞,年愈损焉。"意思是节制饮食可以抗衰老、延长寿命,而经常饱食的人则会变得容易早衰,可见饱食并不有益于健康,而夜间饱食所造成的伤害则要比其他时候更大。

俗话说"晚餐七八分饱即可",人在经历了一天的忙碌之后,身体已消耗了大部分能源,不再处于巅峰的状态,肠胃也需要一定的休息,吃得过饱,容易对肠胃造成压迫。

夜醉伤身

酒精能够刺激人体的中枢神经,使人产生昏昏欲睡的感觉。所以有人认为酒精可以促进人的睡眠,这种看法其实是错误的。酒在新陈代谢的过程中会释放一种天然的兴奋剂,与酒精中所含有的铜、铁、铝等微量元素一起作用人体,影响夜间睡眠质量。而且在醉酒的状态下,人的睡眠状态极差,第二天醒来的时候常伴有头疼、头晕等宿醉症状,影响次日的工作、学习。

养生实例

老人院里健康行

江西省西苑老年健康中心的老人们虽然年事已高,但是身体却较其他养老院的老人要硬朗得多,引来不少羡慕的目光。"这里面其实并没有什么很复杂的秘密。"已有多年工作经验的刘医师微笑着说道,"只不过是因为我们让每一位老人都养成了比较规律的生活习惯,注意他们的饮食,特别在晚餐让他们的进食不要太饱,更不让他们在晚间饮酒或者饮其他刺激性饮品,让老人们的身体得到最好的休息。"

养生启示

"夜饱损一日之寿,夜醉损一月之寿",这句话并非危言耸听。现在人们总在晚间呼朋唤友聚餐买醉,这其实是最伤身的做法,宁可午餐多吃,也不可夜间过饱喝醉。

（一）晚餐宜清淡

晚餐适度是中国传统养生观念及方式之一，关于晚餐七分饱前文已有论述，此处介绍一下晚餐饮食应如何安排。

晚餐不宜过于油腻，应以清淡为主，可多吃米面、蔬菜，米面可以给人体补充足量的蛋白质，蔬菜则提供充足的维生素和纤维素，滋润肠胃。晚餐如果过多食用荤食会使体内胆固醇含量增高，而过多的胆固醇堆积在血管壁上，日积月累很可能会诱发动脉硬化和冠心病等疾病。

由于人体胃部的消化周期关系，晚餐时间过早会导致夜间饥饿，过晚又会导致食物消化不完全，影响胃部功能。因此，晚餐的时间最好在下午5～7时之间，在进食后的3～4小时之内最好不要入睡。

（二）夜不饮酒

俗话说"酒能乱性，多饮伤身"，实际上酗酒的坏处要比这句话所提到的多得多。酒精中含有对人体有害的物质，这些物质沉积于体内，会对人体造成非常大的伤害，例如损伤视网膜，降低抵抗力，并使打鼾和睡眠呼吸暂停综合征明显加重等，而在夜间饮酒所带来的伤害则比其他时间饮酒所带来的伤害程度更严重。

一般来说，在夜间最好不要饮酒，如果无法避免，那就最好保证酒后3～4小时之内不要入睡。如果有推脱不掉的应酬，应该学会适度地调整好自己的状态，以减轻酒精所带来的伤害，例如饮用绿茶可以分解体内的酒精，缓解饮酒所带来的不适；而牛奶不仅可以溶解酒精，更能够保护胃黏膜，减轻夜间进食给胃部所带来的压力。所以醉酒之后应多喝绿茶和牛奶。

八

生命诚可贵，健康价更高；
欲想老年福，运动是个宝

谚语解读

俗话说"欲想老年福，运动是个宝"，运动是我们生活中不可缺少的一部分，更是健康长寿的"必经之路"。伏尔泰曾说"生命在于运动"，只有运动才能给予我们最健壮的体魄。经常做运动不仅可以增强体质，使身体得到锻炼，还可以延年益寿，减少病患，使晚年不为疾病所扰。

医学引据

运动可以使我们有强健的身体、饱满的热情和精力。早在唐代，著名的医药学家孙思邈就提出了运动的重要意义——"动以养形，秘固保精"，宋代医学家吴鞠通在《温病条辩》一书中也表达了他对运动的看法："疾，因惰随身。人适走，强体。"他认为疾病是因为懒惰，运动能够强健体魄。

现在人们治病多求助药物，有些药物确实有治病强身的作用，但是"是药三分毒"，适当运动才是强健体魄增强免疫力的最佳方式！法国著名医学家蒂素就曾说："运动的作用可以代替药物，但所有的药物都不能替代运动。"形象地指出了运动具有药物所不可代替的作用。

我国古代医学家吴普所撰《吴普本草》中也有类似的言论，他说："养身之药，莫非草木，最宜运动。"

养生实例

运动赢来的健康

家住吉林的张福顺老大爷，今年已是71岁高龄。在百岁老人已经很多的今天，这个年龄身体健康的老人也许不会被人注意。可是如果说张大爷是小区的体育运动教练，您还会那么不以为然吗？

张大爷年轻时是个运动员，由于家庭原因没能从事体育事业。退休后他在所住小区组织成立了一个运动社，他的身体矫健程度，甚至有些中年人都比不过。张大爷说，虽然当年没有继续做运动员，可是以长跑见长的他却一直没有放弃运动。因为他觉得那不只是运动，更是延续生命的法宝！"这50多年来，我每天早上都跑步，做各种体育运动，现在我身体非常健朗，别看我一大把年纪了，可是我很少得病。最近社区举行运动会，我还拿了800米长跑冠军呢，有几个五十多岁的都没跑过我！"看到张大爷充满活力的眼睛和高大的身影，我们不得不说这是"运动赢来的健康"！

养生启示

古语云"流水不腐，户枢不蠹，动也"，只有运动，才能使我们的身体"不腐""不蠹"。欧阳修曾说过"以自然之道，养自然之身"，而其"自然之道"，便是运动。

（一）排忧除虑，降压还你轻松

运动是一切生命的源泉，适当的体育锻炼可以调节情绪，陶冶情操，放松身心，坚强意志，所以说紧张和烦恼的最佳"解药"就是运动。当你紧张时，不妨做一下简单的上身运动，或是蹲起训练，这些都有利于缓解紧张的情绪。心情不佳时，做一些俯卧撑或是仰卧起坐，可以让人忘记烦恼，调节情绪。而且坚持锻炼的人往往有良好的心境和强大的抗压能力，不会被生活中的波折所击败。

（二）强身健体，疾病彻底远离

每天清晨到户外做运动，是强健身体的重要途径。早晨空气清新（除冬季清晨外），进行15～25分钟的锻炼，如慢跑、打太极拳、做健身操等，可以为一天的工作、学习奠定良好的精神状态。平时也要尽量培养一两项喜爱的运动项目，如羽毛球、乒乓球、游泳等，都能起到锻炼身体的作用。

但是运动贵在坚持，长期运动可以增强心肺功能和免疫力，减少心脑血管疾病、高血压、糖尿病、骨质疏松等老年多发病的发病率。

（三）适当运动，妙招妙用

如果平时您忙于工作，那就在工作中进行运动吧！"上楼走楼梯，近距不打的"，每天上班如果路程不长，那就步行去。不要依赖电梯，走楼梯也是一种锻炼哦！在休闲的时候，不要总坐着，动一动，弯腰伸手抖抖脚，实在不行收收腹，都是有助于强健身体的。